越-日・日-越

医療用語集

チャン・ティ・ヒエン（Tran Thi Hien）編

ビスタ　ピー・エス

Thuật ngữ chuyên dụng y tế

Việt-Nhật, Nhật – Việt

Trần Thị Hiền biên soạn

VISTA PS

目 次

越-日医療用語集　THUẬT NGỮ CHUYÊN NGÀNH Y TẾ VIỆT - NHẬT

(A Ă Â) …… 3	(I) …… 30	(R) …… 48
(B) …… 4	(K) …… 30	(S) …… 51
(C) …… 11	(L) …… 35	(T) …… 55
(D) …… 18	(M) …… 37	(U) …… 67
(Đ) …… 20	(N) …… 40	(V) …… 70
(E) …… 23	(O Ô Ơ) …… 44	(X) …… 77
(G) …… 23	(P) …… 45	(Y) …… 80
(H) …… 25	(Q) …… 48	

日越 医療用語集　THUẬT NGỮ CHUYÊN NGÀNH Y TẾ NHẬT - VIỆT

(ア) …… 83	(チ) …… 130	(メ) …… 155
(イ) …… 84	(ツ) …… 132	(モ) …… 155
(ウ) …… 86	(テ デ) …… 132	(ヤ) …… 156
(エ) …… 86	(ト ド) …… 134	(ユ) …… 157
(オ) …… 87	(ナ) …… 136	(ヨ) …… 157
(カ ガ) …… 88	(ニ) …… 137	(ラ) …… 158
(キ ギ) …… 93	(ネ) …… 138	(リ) …… 159
(ク グ) …… 98	(ノ) …… 139	(ル) …… 160
(ケ ゲ) …… 99	(ハ バ パ) …… 140	(レ) …… 160
(コ ゴ) …… 102	(ヒ ビ ピ) …… 143	(ロ) …… 160
(サ ザ) …… 107	(フ ブ プ) …… 146	(ワ) …… 161
(シ ジ) …… 109	(ヘ ベ ペ) …… 149	
(ス) …… 120	(ホ ボ) …… 150	
(セ ゼ) …… 121	(マ) …… 152	
(ソ ゾ) …… 125	(ミ) …… 153	
(タ ダ) …… 127	(ム) …… 154	

分野別 日-越 医療用語集

子どもの病気
　Bệnh tật của trẻ em …… 165

女性の病気と妊娠・出産
　Bệnh của phụ nữ, thai nghén và sinh đẻ …… 165

お年寄りの病気
　Bệnh của người già …… 169

男性生殖器の病気
　Bệnh cơ quan sinh dục nam giới …… 169

食道・胃・腸・肛門の病気
　Bệnh thực quản, dạ dày, ruột, hậu môn …… 169

眼の病気
　Bệnh mắt …… 172

耳・鼻の病気
　Bệnh tai mũi …… 174

口・あご・歯の病気
　Bệnh miệng, cằm, răng …… 175

のどの病気
　Bệnh về họng …… 177

皮膚の病気
　Bệnh về da …… 177

感染症・食中毒など
　Bệnh truyền nhiễm, ngộ độc thức ăn …… 180

外傷
　Vết thương ngoài …… 184

運動器系の病気
　Bệnh liên quan đến hệ vận động …… 185

循環器の病気
　Bệnh về tuần hoàn lưu thông …… 187

呼吸器の病気
　Bệnh đường hô hấp …… 191

肝臓・胆嚢・膵臓の病気
　Bệnh gan, túi mật, tuyến tụy …… 193

腎臓と尿路の病気
　Bệnh về thận, đường tiết niệu …… 195

脳・神経・筋の病気
　Bệnh về não, dây thần kinh, cơ …… 195

内分泌系とビタミンの病気
　Bệnh nội tiết, vitamin …… 200

代謝異常で起こる病気
　Bệnh do bất thường trong trao đổi chất …… 200

血液・造血器の病気
　Bệnh máu và chức năng tạo máu …… 201

うつなど、心の病気
　Bệnh tim, rối loạn tâm thần …… 203

遺伝的要因による疾患
　Bệnh gây ra bởi yếu tố di truyền …… 206

診察・治療
　Chẩn đoán, trị liệu …… 207

検査
　Kiểm tra …… 213

体の部位
　Bộ phận của cơ thể …… 215

医薬品
　Thuốc …… 225

医療用機器
　Trang thiết bị y tế …… 229

医療施設
　Thiết bị y tế …… 231

診療科目
　Khoa trị liệu …… 232

その他
　Các bệnh khác …… 234

越-日
医療用語集

VIỆT - NHẬT
THUẬT NGỮ CHUYÊN NGÀNH Y TẾ

【A Ă Â】

AED (Máy khử rung tim ngoài tự động)	AED（自動体外式除細動器）
Albumin	アルブミン
Aldosterone	アルドステロン
Amonia	アンモニア
Axit nucleic	核酸
Ăn quá mức độ	過食症
Âm hộ	膣
Âm thanh cộng hưởng	共鳴音
Âm thanh tiếng bokoboko	ボコボコという音
Âm thanh vọng	良く響く音
Ánh sáng nhấp nháy	閃光
Áo choàng	ガウン
Áo ngực	ブラ
Áp lực nội sọ	頭蓋内圧
Áp suất riêng phần của oxy trong máu động mạch.	動脈血酸素分圧
Áp xe bụng	腹部膿瘍
Áp xe Douglas	ダクラス窩膿瘍
Áp xe não	脳膿瘍

Áp xe ổ răng	歯槽膿瘍
Áp xe phổi	肺膿瘍
Ảnh hưởng do lão hóa	加齢による影響
Ảnh hưởng tới tim mạch do lão hóa	加齢が心臓と血管に及ぼす影響
Ấn sâu xuống	深く押さえる

【B】

Bác sỹ riêng, bác sỹ chăm sóc chính	かかりつけの医師
Bạch biến	白斑
Bạch cầu đơn nhiễm khuẩn	伝染性単核球症
Bạch cầu nguyên bào cấp tính	急性リンパ性白血病
Bạch cầu trung tính	好中球
Bạch hầu	ジフテリア
Bài tiết	分泌
Bàn chân vẹo	内反足
Ban đào	バラ疹
Bàn đẻ	分娩台
Ban đỏ hình cánh bướm trên mặt	顔面蝶形紅斑
Ban đỏ nhiễm khuẩn	伝染性紅斑
Bán minh bạch	半透明
Bàn nằm thăm khám phụ khoa	産婦人科検診台

(B) 越―日(VIỆT‐NHẬT)

Ban tư vấn đạo đức y tế	倫理委員会(リンリイインカイ)
Băng bó	包帯(ホウタイ)
Bàng quang	膀胱(ボウコウ)
Bảo hiểm xã hội	社会保険(シャカイホケン)
Bảo quản lạnh tinh trùng	精子(セイシ)の凍結保存(トウケツホゾン)
Bao quy đầu	亀頭(キトウ)
Bảo vệ bằng sáng chế	特許(トッキョ)による保護(ホゴ)
Bắp chân	ふくらはぎ
Bắp thịt	筋肉(キンニク)
Bất thường của sự cân bằng a xít bazơ	酸塩基平衡異常(サンエンキヘイコウイジョウ)
Bất thường nhiễm sắc thể	染色体異常(センショクタイイジョウ)
Bề mặt của lưỡi	舌(シタ)の表面(ヒョウメン)
Bé nhẹ cân	低体重児(テイタイジュウジ)
Bệnh bạch cầu	白血病(ハッケツビョウ)
Bệnh bạch cầu cấp tính	急性白血病(キュウセイハッケツビョウ)
Bệnh bạch huyết	リンパ性疾患(セイシッカン)
Bệnh béo phì	肥満(症)(ヒマン(ショウ))
Bệnh bò điên	狂牛病(キョウギュウビョウ) (=BSE)
Bệnh chó dại	狂犬病(キョウケンビョウ)

Bệnh cơ tim	心筋症
Bệnh Crohn	クローン病
Bệnh của tĩnh mạch	静脈疾患
Bệnh cường tuyến giáp	甲状腺機能亢進症
Bệnh đau răng	歯痛
Bệnh di truyền	遺伝病
Bệnh dịch	風土病
Bệnh dịch tả	コレラ
Bệnh đỏ hai bên má	リンゴ病
Bệnh do nhiễm thủy ngân	水俣病
Bệnh do ô nhiễm môi trường gây ra	公害病
Bệnh động mạch ngoại biên	末梢動脈疾患
Bệnh động mạch vành	冠動脈疾患
Bệnh giả gút	偽痛風
Bệnh giang mai	梅毒
Bệnh gút	痛風
Bệnh hen suyễn do ô nhiễm	四日市ぜんそく
Bệnh hoa liễu	性病
Bệnh itai itai (nhiễm độc cadmium ở xương)	イタイイタイ病
Bệnh Kawasaki	川崎病
Bệnh khô mắt	ドライアイ

Bệnh kiết lỵ	赤痢
Bệnh lao	結核
Bệnh lậu	淋病
Bệnh lây truyền qua đường tình dục	性感染症
Bệnh lở môi	口唇ヘルペス
Bệnh loãng xương	骨粗鬆症
Bệnh màng ngoài tim cấp tính	急性心膜炎
Bệnh màng ngoài tim mạn tính	慢性心膜炎
Bệnh màng phổi	胸膜疾患
Bệnh mất ngủ	不眠症
Bệnh Moyamoya- tắc huyết mạch não gây biến chứng tê liệt	もやもや病
Bệnh nan y	難病
Bệnh nhân bị đau do ung thư	癌性疼痛をもつ患者
Bệnh nhân ngoại trú	外来通院
Bệnh nhồi máu cơ tim	心筋梗塞
Bệnh Parkinson's	パーキンソン病
Bệnh phổi Amiăng	アスベスト肺
Bệnh phổi mang tính môi trường	環境性肺疾患
Bệnh phổi tắc nghẽn mãn tính	慢性閉塞性肺疾患（COPD）
Bệnh sa sút trí tuệ	認知症疾患

Bệnh say nắng, bệnh say nóng	日射病、熱射病
Bệnh sởi	麻疹（＝はしか）
Bệnh sử	既往歴
Bệnh tắc động mạch ngoại biên	末梢動脈閉塞疾患
Bệnh tắc ruột	イレウス
Bệnh tâm thần	精神疾患
Bệnh tâm thần phân liệt	統合失調症
Bệnh tay chân miệng	手足口病
Bệnh thấp khớp	リウマチ性疾患
Bệnh thương hàn	腸チフス
Bệnh thủy đậu	水痘
Bệnh thủy tinh thể	白内障
Bệnh tiền mãn kinh	更年期障害
Bệnh tiểu đường loại 1	1型糖尿病
Bệnh tim mạch	心臓と血管の病気
Bệnh tim mạch vành	冠状動脈性心臓病
Bệnh tinh thần phân liệt	統合失調症
Bệnh trầm cảm	欝病・欝状態
Bệnh tự kỷ	自閉症
Bệnh tự miễn dịch của mô liên kết	結合組織の自己免疫疾患

Bệnh ung thư bạch cầu	白血病 (ハッケツビョウ)
Bệnh van tim	心臓弁膜症 (シンゾウベンマクショウ)
Bệnh vảy nến	乾癬 (カンセン)
Bệnh viện các bệnh truyền nhiễm	感染症病院 (カンセンショウビョウイン)
Bệnh viện cấp cứu	救急病院 (キュウキュウビョウイン)
Bệnh viện chuyên khoa	専門病院 (センモンビョウイン)
Bệnh viện đa khoa	一般病院 (イッパンビョウイン)
Bệnh viện đa khoa	総合病院 (ソウゴウビョウイン)
Bệnh viện Đại học	大学病院 (ダイガクビョウイン)
Bệnh viện điều dưỡng phục hồi chức năng	療養型病床群 (リョウヨウガタビョウショウグン)
Bệnh viện điều trị lao	結核療養所 (ケッカクリョウヨウジョ)
Bệnh viện điều trị tiên tiến	特定機能病院 (トクテイキノウビョウイン)
Bệnh viện được chỉ định cấp cứu	救急指定病院 (キュウキュウシテイビョウイン)
Bệnh viện hỗ trợ y tế địa phương	地域医療支援病院 (チイキイリョウシエンビョウイン)
Bệnh viện khoa tâm thần	精神科病院 (セイシンカビョウイン)
Bệnh viện người cao tuổi	老人病院 (ロウジンビョウイン)
Bệnh viện tâm thần	精神科病院 (セイシンカビョウイン)
Bệnh viện, viện an dưỡng quốc gia	国立病院・療養所 (コクリツビョウイン・リョウヨウジョ)
Bệnh xanh mắt	緑内障 (リョクナイショウ)
Bị côn trùng cắn	虫刺され (ムシサ)

Biến chứng	合併症 (ガッペイショウ)
Biến chứng lâm sàng	臨床有害事象 (リンショウユウガイジショウ)
Biến chứng sau khi điều trị nha khoa	歯科治療後の合併症 (シカチリョウゴ ガッペイショウ)
Biến dạng của bàn tay và ngón tay	手と手指の変形 (テ テユビ ヘンケイ)
Bìu	陰嚢 (インノウ)
Bô (đi vệ sinh)	ポータブルトイレ
Bóc tách động mạch chủ	大動脈解離 (ダイドウミャクカイリ)
Bơm vào ruột để kiểm tra	注腸検査 (チュウチョウケンサ)
Bồn chồn	情動不安 (ジョウドウフアン)
Bỏng bức xạ	放射線熱傷 (ホウシャセンネッショウ)
Bỏng điện	電気熱傷 (デンキネッショウ)
Bỏng hóa chất	化学熱傷 (カガクネッショウ)
Bỏng khí quản	気道熱傷 (キドウネッショウ)
Bỏng ở nhiệt độ thấp	低温熱傷 (テイオンネッショウ)
Bong võng mạc	網膜剥離 (モウマクハクリ)
Bọt trong phổi	ブレブ
Bức xạ trị liệu	放射線療法 (ホウシャセンリョウホウ)
Buồn nôn sau phẫu thuật	術後嘔気嘔吐 (ジュツゴオウキオウト)
Buồng trứng	卵巣 (ランソウ)
Bứu, bướu, u	腫瘍 (シュヨウ)

【C】

Cả 2 bên phải trái của động mạch mu chân	左右両方の足背動脈
Các chứng bệnh về máu	血液疾患
Các tác dụng phụ không thể dự đoán	予測できない副作用
Các tế bào lông	有毛細胞
Các triệu chứng bệnh suyễn	喘息様症状
Các vấn đề mang tính tài chính khi hấp hối	終末期の経済的問題
Các vấn đề pháp lý hay đạo đức trước khi hấp hối	終末期の法的または倫理的な課題
Cằm cổ	頚顎部
Cảm giác đau tức vùng dưới xương ức	胸骨下の絞扼感
Cảm giác mệt mỏi	倦怠感
Cầm máu	止血
Cận thị	近視
Cẳng tay	前腕
Căng thẳng dữ dội	強いストレス
Căng thẳng nhức đầu	緊張型頭痛
Cánh tay	上腕
Cao huyết áp	高血圧
Cấp cứu ban đầu	初期救急（一次救急）
Cấp cứu khẩn cấp	三次救急

Cấp cứu thứ cấp	二次救急
Câu nói tự buộc tội mình	自責的な発言
Cấu trúc 3 lớp	三層構造
Cấu trúc của gen	遺伝子の構成
Cấu trúc và chức năng của tai	耳の構造と機能
Cầu trùng	コクシジウム症
Cấy phôi	胚移植
Chàm ống tai	外耳道湿疹
Chăm sóc cho người nhà có người hấp hối để giảm nhẹ nỗi đau	ホスピスケア
Chăm sóc vết sẹo bỏng	やけど跡のケア
Chán ăn tâm thần	神経性無食欲症
Chân đất	素足
Chân dẹp	偏平足
Chẩn đoán bệnh phổi	肺の病気の診断
Chẩn đoán điều dưỡng	看護診断
Chẩn đoán tiền cấy	着床前診断
Chân răng	歯茎
Chấn thương của bàn tay	手の外傷
Chấn thương của tủy sống và cột sống	脊髄および椎骨の外傷
Chấp nhận cái chết và kỳ cuối của sự sống	死と終末期の受容

(C) 越―日 (VIỆT - NHẬT)

Chất bảo quản	防腐剤 (ボウフザイ)
Chất béo phân giải	脂肪分解 (シボウブンカイ)
Chất gây dị ứng	アレルゲン
Chất gây ung thư	発癌性物質 (ハツガンセイブッシツ)
Chất gia vị	矯臭剤 (キョウシュウザイ)
Chất hương liệu	矯味剤 (キョウミザイ)
Chất renin	レニン
Chất tạo màu	着色剤 (チャクショクザイ)
Chất tương phản	造影剤 (ゾウエイザイ)（バリウム）
Chất tương phản bức xạ	X線造影剤 (センゾウエイザイ)
Chấy	頭 (アタマ) じらみ
Chảy máu bất thường	不正出血 (フセイシュッケツ)
Chảy máu cam	鼻出血 (ビシュッケツ)
Cháy nắng	日光皮膚炎 (ニッコウヒフエン)、日焼け (ヒヤけ)
Chảy nước mũi	鼻漏 (ビロウ)
Chạy thận nhân tạo, thẩm tách máu	血液透析 (ケツエキトウセキ)
Chấy tóc	毛 (ケ) じらみ
Chế độ bồi thường y tế sản khoa	産科医療補償制度 (サンカイリョウホショウセイド)
Chỉ dẫn trước, giới thiệu trước cho người bệnh trước khi người đó rơi vào hôn mê hay mất trí	事前指示書 (ジゼンシジショ)（アドバンス・ディレクティブ）
Chiếc kẹp bông	ピンセット

Chiếu động mạch vành	冠動脈のスクリーニング
Chỉnh hình	整形外科
Cho dùng thuốc nhiều liều	複数回投与
Cho liều duy nhất	単回投与
Chọc dò nước ối	羊水穿刺
Cholesterol máu thấp	低コレステロール血症
Chọn cách vận động đúng	正しい運動を選ぶ
Chóng mặt	眩暈
Chóng suy hô hấp	呼吸抑制を助ける
Chu kỳ kinh nguyệt	月経周期
Chữa bệnh bằng sức mạnh tự nhiên	自然治癒力
Chữa lành tự nhiên	自然治癒
Chức năng bài tiết	排泄機能
Chức năng gan bị giảm	肝機能低下
Chức năng nhận thức	認知機能
Chứng bệnh mất trí và tự kỷ	無為自閉
Chứng chán ăn	拒食症（摂食障害）
Chứng cơ tim dãn	拡張型心筋症
Chứng đau thắt ngực	狭心症
Chứng dễ xuất huyết	血友病
Chứng háu ăn	過食症

(C) 越―日 (VIỆT - NHẬT)

Chứng khô miệng tuổi mãn kinh	口腔灼熱症候群 (コウクウシャクネツショウコウグン)
Chứng loạn thần kinh	心気性神経症 (シンキセイシンケイショウ)
Chứng loãng xương	骨粗鬆症 (コツソショウショウ)
Chứng loãng xương sau khi mãn kinh	閉経後（更年期）(ヘイケイゴ コウネンキ) 骨減少症 (コツゲンショウショウ)
Chứng mất ngủ	不眠症 (フミンショウ)
Chứng mất nước	脱水症 (ダッスイショウ)
Chứng ngủ rũ (buồn ngủ, hôn mê)	ナルコレプシー
Chứng nôn mửa	嘔吐症状 (オウトショウジョウ)
Chứng rối loạn lo âu	不安神経症 (フアンシンケイショウ)
Chứng rụng tóc của phụ nữ	女性の脱毛症 (ジョセイ ダツモウショウ)
Chứng sỏi mật	胆石症 (タンセキショウ)
Chứng sưng màng phổi	胸膜炎 (キョウマクエン)
Chứng tăng axit uric trong máu (bệnh gout)	高尿酸血症（痛風）(コウニョウサンケッショウ ツウフウ)
Chứng tăng mỡ trong máu	高脂血症 (コウシケツショウ)
Chứng thiếu máu	貧血症状 (ヒンケツショウジョウ)
Chứng thiếu máu bẩm sinh	先天性の遺伝性球状赤血球 (センテンセイ イデンセイキュウジョウセッケッキュウ)
Chứng vô sinh	不妊症 (フニンショウ)
Chứng xanh da	チアノーゼ
Chướng bụng	胃拡張 (イカクチョウ)

Chụp động mạch vành	冠状動脈撮影
Chụp phim toàn bộ xương cơ thể	全身骨シンチグラフィー
Chụp X quang xương	骨のX線検査
Chuyển dịch ngược	逆転移
Chuyển dịch tích cực	陽性転移
Chuyển dịch tiêu cực	陰性転移
Chuyển hóa	代謝
Có âm thanh	濁音
Cơ bắp co thắt	筋肉の痙攣
Cổ chân	足根骨
Cơ chế bảo vệ	防衛機制
Cơ chế điều hoà thân nhiệt	体温の調節機構
Cơ chế tự vệ	自己防衛機制
Co mạch	血管収縮
Cơ quan cảm giác	感覚器官
Cơ quan tiêu hóa	消化器
Cơ sở khuyết tật	障害者施設
Có sự tắc của nước và tổ chức	組織や水で詰まっている
Co thắt dạ dày	胃痙攣
Co thắt tử cung	子宮収縮
Cơ tim bị hạn chế	拘束型心筋症

(C) 越ー日 (VIỆT - NHẬT)

Cơ tim phì đại	肥大型心筋症 (ヒダイガタシンキンショウ)
Cơ trơn (cơ tạng)	平滑筋 (ヘイカツキン)
Co tử cung	子宮収縮 (シキュウシュウシュク)
Cổ tử cung	子宮頸 (シキュウケイ)
Cổ tử cung mở tối đa	子宮頸最大開口部 (シキュウケイサイダイカイコウブ)
Có tụ huyết trong phổi	肺うっ血 (ハイ ケツ)
Cơ xương	骨格筋 (コッカクキン)
Collagen	コラーゲン
Cồn	ヨードチンキ
Con bị dị tật	奇形児 (キケイジ)
Cơn đau ngực	胸痛発作 (キョウツウホッサ)
Cơn thiếu máu thoáng qua	一過性脳虚血発作 (イッカセイノウキョケツホッサ)
Côn trùng cắn	虫刺され (ムシサ)
Cú sốc thực tế	リアリティショック
Cúm	インフルエンザ
Cung cấp phôi	胚提供 (ハイテイキョウ)
Cung lượng tim	心拍出量 (シンパクシュツリョウ)
Cung lượng tim mạch	心拍出量 (シンパクシュツリョウ)
Củng mạc, màng cứng	硬膜 (コウマク)
Cước ở chân tay (vì rét)	しもやけ

Cường giáp tự miễn	バセドウ病
Cường kinh	過多月経
Cuồng tâm nhĩ	心房粗動

【D】

Dạ dày	胃
Dạ dày và ruột	胃と腸管
Da khô	乾燥肌
Dãn mạch máu	血管拡張
Dãn phế quản	気管支拡張症
Dãn tĩnh mạch chi dưới	下肢静脈瘤
Dạng bào chế	投薬量
Dao mổ	開創器
Dầu độc hại Kanemi (nhiễm độc hóa chất PCB)	カネミ油症 (PCB中毒症)
Dây chằng (của xương khớp)	靭帯
Dây thần kinh ốc gai	蝸牛神経
Dây thần kinh sọ não	脳神経
Dây thần kinh sọ não số 8	8番目の脳神経
Dây thần kinh sọ số 10	第10脳神経
Dây thần kinh thính giác	聴神経
Dây thần kinh tiền đình	前庭神経
Dễ cảm nhiễm	易感染傾向

Dễ chảy máu	出血傾向（シュッケツケイコウ）
Dị cảm	知覚障害（チカクショウガイ）
Dị dạng động tĩnh mạch não	脳動静脈奇形（ノウドウジョウミャクキケイ）
Dị tật	奇形（キケイ）
Dị tật bẩm sinh	先天異常（センテンイジョウ）
Di truyền bệnh gen	遺伝性の遺伝病（イデンセイ・イデンビョウ）
Dị ứng thực phẩm	食物（ショクモツ）アレルギー
Dị ứng với thuốc	薬（クスリ）に対（タイ）するアレルギー
Dịch cúm gia cầm	鳥（トリ）インフルエンザ
Dịch nội tạng	臓器灌流（ゾウキカンリュウ）
Dịch tễ học	疫学（エキガク）
Diện tích bỏng	やけどの面積（メンセキ）
Dinh dưỡng nhân tạo	人工栄養（ジンコウエイヨウ）
Dọa xảy thai	切迫流産
Dùng liên tục	反復投与（ハンプクトウヨ）
Dược học	薬力学（ヤクリキガク）
Dưới màng xương	骨膜下（コツマクカ）
Dương vật	陰茎（インケイ）
Duy trì tư thế ngồi	起座位（キザイ）を保持（ホジ）する

【Đ】

Đa hồng cầu	多血症(タケツショウ)
Đái dầm	夜尿(ヤニョウ)
Đái tháo đường khi đang mang thai	妊娠糖尿病(ニンシントウニョウビョウ)
Đại thực bào	マクロファージ
Đánh giá phân loại khuyết tật	障害程度区分認定(ショウガイテイドクブンニンテイ)
Đánh trống ngực	心悸亢進(シンキコウシン)
Đảo Langerhans	ランゲルハンス島(トウ)
Đặt ống thông	カテーテルを挿入(ソウニュウ)する
Đau	疼痛(トウツウ)
Đau bụng	腹痛(フクツウ)
Đau bụng	疝痛(センツウ)
Đau bụng kinh	月経痛(ゲッケイツウ)
Đau cánh tay	腕(ウデ)の痛(イタ)み
Đau chân tay	四肢(シシ)の疼痛(トウツウ)
Đau cơ bắp	筋肉痛(キンニクツウ)
Đau đầu các tứ chi	四肢(シシ)の痛(イタ)み
Đau đầu từng cơn	群発頭痛(グンパツズツウ)
Đau do ung thư	癌性疼痛(ガンセイトウツウ)
Đau đớn	疼痛(トウツウ)
Đau gân xương chày	後脛骨筋腱炎(コウケイコツキンケンエン)

Đầu gối	膝小僧（ヒザコゾウ）
Đau ngực	胸痛（キョウツウ）
Đau nửa đầu	片頭痛（ヘンズツウ）
Đầu óc quay cuồng và ngất xỉu	ふらつきと失神（シッシン）
Đau thắt ngực do gắng sức	労作性狭心症（ロウサクセイキョウシンショウ）
Đau thắt ngực không ổn định	不安定狭心症（フアンテイキョウシンショウ）
Đau xương	骨（ホネ）の痛（イタ）み
Đáy tử cung cao	子宮底臍高（シキュウテイサイコウ）
Để đầu ở vị trí thấp	頭部（トウブ）を低位（テイイ）に保（タモ）つ
Đeo mặt nạ	仮面様顔貌（カメンヨウガンボウ）
Điếc đột ngột	突発性難聴（トッパツセイナンチョウ）
Điếc hỗn hợp	混合性難聴（コンゴウセイナンチョウ）
Điếc khó nghe, mất thính lực	伝音性難聴（デンオンセイナンチョウ）
Điểm Lanz	ランツ圧痛点（アッツウテン）
Điểm McBurney	マックバーニー点（テン）
Điện chọn vị trí chân	電動（デンドウ）セレクト開脚（カイキャク）
Điện giải bất thường	電解質異常（デンカイシツイジョウ）
Điện tích âm	陰性荷電（インセイカデン）
Điều dưỡng tận nhà	訪問看護（ホウモンカンゴ）
Điều tra bệnh	病気（ビョウキ）の調査（チョウサ）
Điều tra dịch tễ học	疫学的調査（エキガクテキチョウサ）

Điều trị bằng ô xy	酸素療法
Điều trị bằng thuốc	薬物療法
Điều trị không làm khô (vết bỏng)	湿潤療法
Điều trị lọc máu	透析療法
Điều trị ngoại trú loãng xương	骨粗鬆症外来治療
Điều trị phối hợp	併用療法
Điều trị tự chọn khi hấp hối	終末期の治療選択肢
Điều trị viêm	炎症の治療
Độ bão hòa oxy máu động mạch	動脈血酸素飽和度
Độ bão hoà oxy trong máu	経皮的動脈血酸素飽和度
Đỏ mặt	赤ら顔
Độ sâu của vết bỏng	やけどの深さ
Độ thanh thải creatinine	クレアチニンクリアランス
Độ trưởng thành của thai nhi	胎児の成熟度
Độc tính do sử dụng thuốc quá nhiều	薬の過剰摂取による毒性
Độc tố	毒素類
Đốm nâu	肝斑
Động mạch chủ bụng	腹部大動脈
Động mạch đùi	大腿動脈
Động mạch mu chân	足背動脈

Động mạch vành	冠状動脈 (カンジョウドウミャク)
Đông máu	血液凝固 (ケツエキギョウコ)
Động vật có vú	哺乳類 (ホニュウルイ)
Đồng ý cho xét nghiệm	インフォームドコンセント
Đột quỵ	脳卒中 (ノウソッチュウ)
Đột quỵ, thiếu máu cục bộ	虚血性脳卒中 (キョケツセイノウソッチュウ)
Đột quỵ, xuất huyết	出血性脳卒中 (シュッケツセイノウソッチュウ)
Đột tử	突然死 (トツゼンシ)
Đục lỗ	穿孔 (センコウ)
Đục thủy tinh thể ở người già	老人性白内障 (ロウジンセイハクナイショウ)
Đùi	腿 (モモ)
Đụng dập	挫創 (ザソウ)
Đuôi đốt sống	尾椎 (ビツイ)
Đường mu	恥骨結節 (チコツケッセツ)
Đứt mạch máu não	脳卒中 (ノウソッチュウ)

【E】

Eo, bụng	胴 (ドウ)

【G】

Gan	肝臓 (カンゾウ)
Gan nhiễm mỡ	脂肪肝 (シボウカン)
Gan sung huyết	うっ血性肝腫大 (ケツセイカンシュダイ)

Gastrin	ガストリン
Gây mê cột sống dưới nhện	脊髄くも膜下麻酔
Gây mê ngoài màng cứng	硬膜外麻酔
Gây mê tủy sống	脊髄麻酔
Gây tê ngoài màng cứng	硬膜外麻酔
Gây tê tủy sống	脊椎麻酔
Ghẻ lở	とびひ (伝染性膿痂疹)
Ghép da	植皮
Giả thuyết	帰無仮説
Giác mạc	角膜
Giai đoạn tủy bất sản	骨髄無形成期
Giám sát điều trị thuốc	薬物治療モニタリング
Giảm tiết dịch dạ dầy	胃液の分泌低下
Giãn tĩnh mạch	静脈瘤
Giãn tĩnh mạch thực quản	食道静脈瘤
Giật rung cơ	ミオクローヌス
Giun chỉ	フィラリア症 (犬糸状虫)
Giun móc	鉤虫
Giun tròn	回虫
Giun trong ruột hút máu	鞭虫

Giường bệnh chăm sóc bệnh nhân mất trí nhớ	精神病床
Giường bệnh chăm sóc giảm nhẹ đau đớn cho bệnh nhân	緩和ケア病棟
Giường hồi sức	療養型病床

【H】

Hạ đường huyết	低血糖
Hắc lào vùng bẹn	股部白癬
Hạch	ガングリオン
Hạch bạch huyết	リンパ節
Hàm biến dạng	顎変形症
Hàm dưới	下顎
Hàm lượng insulin trong tụy	膵内インスリン含有量
Hàm trên	上顎
Hạn chế của hoạt động thể chất	身体活動の制限
Hạn chế việc nạp năng lượng	エネルギー摂取制限
Hành động tự tử	自殺行動
Hành tá tràng	十二指腸
Hấp hối	死期
Hầu họng	咽頭
Hậu môn	肛門
Hậu môn nhân tạo	パウチ
Hệ hô hấp	呼吸器系

Hệ miễn dịch	免疫系
Hệ thần kinh trung ương	中枢神経系
Hệ thần kinh tự trị	自律神経系
Hệ thống cơ quan	器官系
Hệ thống cơ xương	筋骨格系
Hệ thống mạch máu	血管系
Hệ thống sỏi tai	耳石系
Hệ truyền dẫn kích thích	刺激伝導系
Hen phế quản	気管支喘息
Hen suyễn	喘息
Hẹp động mạch cảnh	頸動脈狭窄症
Hẹp môn vị	幽門狭窄
Hẹp van 2 lá	僧帽弁狭窄
Hẹp van động mạch chủ	大動脈弁狭窄
Hẹp van động mạch phổi	肺動脈弁狭窄
Hiện tượng Raynaud	レイノー現象
Hiện tượng ruồi bay	飛蚊症
Hiệu quả của việc vận động	運動の効果
Hiệu quả và an toàn của thuốc	薬の有効性と安全性
Hiệu ứng giả dược	プラセボ
Hình ảnh VR tim, CPR tim	心臓のVR画像/CPR画像

Việt	Nhật
Hình thành mủ trong ổ bụng	腹腔内膿瘍形成 (フクコウナイノウヨウケイセイ)
Hình thành nước tiểu	尿生成 (ニョウセイセイ)
Hô hấp bất thường	呼吸異常 (コキュウイジョウ)
Hô hấp nhân tạo	人工呼吸 (ジンコウコキュウ)
Ho khan	乾性咳嗽 (カンセイガイソウ)
Hố mắt	中心窩 (チュウシンカ)
Ho ra máu	喀血 (カッケツ)
Ho ra, khạc ra	喀出 (カクシュツ)
Hồ sơ bệnh án của bệnh nhân	患者のカルテ情報 (カンジャ/ジョウホウ)
Hồ sơ y tế (bệnh án)	診療記録（カルテ）(シンリョウキロク)
Hỗ trợ sinh	分娩介助 (ブンベンカイジョ)
Hóa trị liệu	化学療法 (カガクリョウホウ)
Hoang tưởng bị hại	被害妄想 (ヒガイモウソウ)
Hoang tưởng bị theo dõi	注察妄想 (チュウサツモウソウ)
Hoang tưởng liên hệ	関係妄想 (カンケイモウソウ)
Hoang tưởng nghi bệnh	心気妄想 (シンキモウソウ)
Hoang tưởng tự buộc tội	罪業妄想 (ザイゴウモウソウ)
Hoạt động chăm sóc sức khỏe tinh thần	精神保健活動 (セイシンホケンカツドウ)
Hoạt động tiết sữa	乳汁分泌 (ニュウジュウブンピツ)
Hóc môn chống lợi tiểu	抗利尿ホルモン (コウリニョウ)
Hóc môn thùy trước tuyến yên	下垂体前葉ホルモン (カスイタイゼンヨウ)

Hóc môn tuyến thượng thận	副腎皮質ホルモン
Hóc môn tuyến tụy	膵臓ホルモン剤
Hội chứng bồn chồn chân	下肢静止不能症候群（むずむず脚症候群）
Hội chứng cháy sạch	燃え尽き症候群
Hội chứng đau xương bàn chân	中足骨痛症
Hội chứng dị ứng miệng	口腔アレルギー症候群
Hội chứng ngưng thở khi ngủ	睡眠時無呼吸症候群
Hội chứng nổi mề đay do tiếp xúc	接触性蕁麻疹症候群
Hội chứng ống cổ chân	足根管症候群
Hội chứng ống cổ tay	手根幹症候群
Hội chứng phát triển quá mức của vi khuẩn đường ruột	腸内細菌異常増殖症候群
Hội chứng run	失調症候群
Hội chứng rung	振動障害
Hội chứng ruột kích thích	過敏性腸症候群（IBS）
Hội chứng ruột ngắn	短腸症候群
Hội chứng suy giảm miễn dịch	後天性免疫不全症候群（AIDS, HIV）
Hội chứng suy giảm trí nhớ	認知症
Hội chứng suy hô hấp cấp tính	急性呼吸促迫症候群
Hội chứng suy hô hấp của người lớn	成人呼吸窮迫症候群

Hội chứng thận hư	ネフローゼ症候群
Hội chứng tiền kinh nguyệt	月経前症候群
Hội chứng tổ rỗng	空の巣症候群
Hội chứng viêm vành cấp tính	急性冠症候群
Hói đầu	無毛症
Hói đầu sớm	若はげ
Hồi hộp	動悸
Hôi miệng	口臭
Hôi nách	わきが
Hồi sức	蘇生
Hôn mê tiểu đường	糖尿病性昏睡
Hông	坐骨
Hồng ban (tổn thương niêm mạc miệng)	紅板症
Hồng ban nút	結節性紅斑
Hồng cầu	赤血球数 (RBC)
Hồng cầu lưới	網状赤血球
Họng và thực quản	喉と食道
Hột cơm, mụn cơm	いぼ
Hưng phấn	多幸症
Hướng dẫn từ chối điều trị hồi sức (trước khi người bệnh lâm nguy)	蘇生処置拒否指示 (DNR指示)

Hướng dẫn uống thuốc	服薬指導 (フクヤクシドウ)
Huyết áp giảm	血圧低下 (ケツアツテイカ)
Huyết áp tăng	血圧上昇 (ケツアツジョウショウ)
Huyết áp thấp	血圧下降 (ケツアツカコウ)
Huyết cầu tố	ヘモグロビン
Huyết khối	血栓症 (ケッセンショウ)
Huyết khối tĩnh mạch sâu	深部静脈血栓症 (シンブジョウミャクケッセンショウ) (DVT)
Huyết thanh	血清蛋白 (ケッセイタンパク)
Huyết thanh kháng khuẩn	抗菌素血清類 (コウキンソケッセイルイ)

【I】

Ion hidro	水素イオン (スイソ)
Ion kali	カリウムイオン
Ion natri	ナトリウムイオン

【K】

Kali huyết thanh	血清カリウム (ケッセイ)
Kém hấp thu	吸収不良 (キュウシュウフリョウ)
Kéo	剪刀 (セントウ)
Kẹo ngậm chống ho	せき止めあめ (ド)
Kẹp da	アリス鉗子 (カンシ)
Kẹp gắp	鉗子 (カンシ)
Kẹp kim khâu	持針器 (ジシンキ)

Kẹp kim khâu	マチュー持針器(ジシンキ)
Kết mạc	結膜(ケツマク)
Kết tràng lên	上行結腸(ジョウコウケッチョウ)
Kết tràng ngang	横行結腸(オウコウケッチョウ)
Kết tràng xuống	下行結腸(カコウケッチョウ)
Khả năng co bóp cơ tim	心筋収縮力(シンキンシュウシュクリョク)
Khám bệnh phổi	肺(ハイ)の病気(ビョウキ)の検査(ケンサ)
Khám sức khỏe	身体診察(シンタイシンサツ)
Khám trẻ sơ sinh	乳幼児健診(ニュウヨウジケンシン)
Kháng sinh aminoglycoside	アミノグリコシド系抗生物質(ケイコウセイブッシツ)
Kháng sinh Cephem	セフェム系抗生物質(ケイコウセイブッシツ)
Kháng sinh Fosfomycin	ホスホマイシン系抗生物質(ケイコウセイブッシツ)
Kháng sinh macrolide	マクロライド系抗生物(ケイコウセイブツ)
Kháng sinh mới quinolone	ニューキノロン系抗菌剤(ケイコウキンザイ)
Kháng sinh Peniciclin	ペニシリン系抗生物質(ケイコウセイブッシツ)
Kháng sinh tetracycline	テトラサイクリン系抗生物質(ケイコウセイブッシツ)
Khâu vết thương	縫合(ホウゴウ)
Khay nước thải	汚水(オスイ)トレイ
Khay nước thải cơ giới	電動式汚水(デンドウシキオスイ)トレイ
Khi bị tích nước khoang bụng	腹水貯留時(フクスイチョリュウジ)
Khi đẻ	分娩期(ブンベンキ)

Khi đeo vào	装着時（ソウチャクジ）
Khí phế thũng	肺気腫（ハイキシュ）
Khiếm thính bẩm sinh, điếc bẩm sinh	先天性聴覚障害（センテンセイチョウカクショウガイ）
Khiếm thính do tai nạn thời thơ ấu	後天性聴覚障害（コウテンセイチョウカクショウガイ）
Khiếm thính do tuổi già	老人性聴覚障害（ロウジンセイチョウカクショウガイ）
Khó đi đại tiện	排便障害（ハイベンショウガイ）
Khô miệng	口渇（コウカツ）
Khó nuốt (rối loạn nuốt)	嚥下障害（エンゲショウガイ）（飲み込み障害（ノミコミショウガイ））
Khó thở	呼吸困難（コキュウコンナン）
Khoa chẩn đoán bệnh lý	病理診断科（ビョウリシンダンカ）
Khoa chỉnh hình	整形外科（セイケイゲカ）
Khoa da liễu	皮膚科（ヒフカ）
Khoa gây mê	麻酔科（マスイカ）
Khoa hô hấp	呼吸器内科（コキュウキナイカ）
Khoa miễn dịch, rối loạn mô liên kết	免疫・膠原病内科（メンエキ・コウゲンビョウナイカ）
Khoa nhi	小児科（ショウニカ）
Khoa phẫu thuật đường tiêu hóa	消化管外科（ショウカカンゲカ）
Khoa phẫu thuật ghép gan, mật, tuyến tụy	肝胆膵・移植外科（カンタンスイ・イショクゲカ）
Khoa phẫu thuật nhi khoa	小児外科（ショウニゲカ）
Khoa phẫu thuật tim mạch	心臓血管外科（シンゾウケッカンゲカ）

Khoa phục hồi chức năng	リハビリテーション科
Khoa quang tuyến	放射線科
Khoa sản phụ	産婦人科
Khoa tai mũi họng	耳鼻咽喉科
Khoa tâm thần - thần kinh học	精神科神経科
Khoa Thận	腎臓内科
Khoa thần kinh học	神経内科
Khoa tia Xquang	放射線科
Khoa tiết niệu	泌尿器科
Khoa y học tâm thần	心療内科
Khoang màng nhĩ	鼓室
Khoang mũi	鼻腔
Khoang ngực	胸腔
Khoảng thời gian dùng thuốc	投与間隔
Khoang trống	空洞
Khối dưới màng cứng	硬膜下ブロック
Khối lượng nước ối bất thường	羊水量の異常
Khối tim	心ブロック
Khối u ác tính	メラノーマ（悪性黒色腫）
Khối u của ống dẫn mật và túi mật	胆管と胆嚢の腫瘍
Khối u di căn	腫瘍転移

Việt	Nhật
Khối u hầu	咽頭腫瘍
Khối u hậu môn	肛門周囲腫瘍
khối u não di căn	転移性脳腫瘍
Khối u nội tiết tụy	膵内分泌腫瘍
Khối u phổi	肺腫瘍
Khối u xoang cạnh mũi	副鼻腔腫瘍
Không hấp thu được sữa	乳糖不耐症
Không kiểm soát được việc đi tiểu	反射性尿失禁
Không thấy vú	乳房緊満
Khớp	関節
Khớp gối	膝関節
Khử trùng	消毒
Kích động	ヒステリー
Kích thích tố vỏ thượng thận	副腎皮質刺激ホルモン
Kiểm soát hơi thở	呼吸制御
Kiểm tra hội chứng mất trí nhớ sớm	VSRAD（早期アルツハイマー型認知症検査）
Kiểm tra huỳnh quang dạ dày	胃透視検査
Kiểm tra katheter	カテーテル検査
Kiểm tra tính hợp lệ	妥当性チェック
Kiến thức cơ bản về thuốc	薬の基礎知識

Kinh nghiệm điều trị vết bỏng	やけどの治療体験
Kỳ đau đẻ	陣痛期

【L】

Lá lách	脾臓
Lá nách	膵臓
Lắc mạnh bụng	腹部を強めに揺らす
Lác mắt	斜視
Làm đau ngực	胸痛を起こす
Làm giảm kháng thể	抗体を減少させる
Lang ben	癜風
Lao động trị liệu	作業療法（OT）
Lao phổi	肺結核
Lão thị	老視
Lấy dịch não tủy	脳脊髄液採取
Lấy mẫu ngẫu nhiên	ランダム・サンプリング、無作為抽出
Lấy rau thai	胎盤娩出
Lấy thai ra từ buồng tử cung	胎児娩出
Lệch lạc tình dục	性的倒錯
Lịch sử thuốc	薬歴
Liệt dương	インポテンス

Liệt nửa người bên phải	右片麻痺
Liều lượng	服用量、投薬量
Liều lượng gây chết người	致死量
Liệu pháp gen	遺伝子治療
Liệu pháp phẫu thuật nội soi	内視鏡による手術療法
Liệu pháp tăng cường insulin	インスリン強化療法
Liệu pháp truyền dịch	点滴治療
Liệu pháp xạ trị	放射線療法
Lỗ dò hậu môn trực tràng	肛門直腸瘻
Lỗ thoát	ストーマ
Lóa mắt	光視症
Loại thuốc mới điều tra nghiên cứu	治験薬
Loạn cảm giác bản thân	体感幻覚
Loạn nhịp tim	不整脈
Loạn thị	乱視
Lọc máu	透析
Loét	潰瘍
Loét giác mạc	角膜潰瘍
Loét tá tràng	十二指腸潰瘍
Loét thủng dạ dầy	消化性潰瘍穿孔
Lợi ích và nguy cơ của thuốc	薬の便益とリスク

Lợi răng	歯肉
Lợi tiểu thẩm thấu	浸透圧利尿
Lông mi thưa	貧毛症
Lớp phủ của lưỡi	舌苔
Lựa chọn thực hiện trước khi chết	死の前に行う選択
Lưỡi có mảng bám	地図状舌（＝まだら舌）
Lưỡi đen	黒い舌
Lưỡi đỏ	赤い舌
Lưỡi lông	毛舌
Lưỡi trắng	白い舌
Lượng huyết tương tuần hoàn	循環血漿量
Lượng máu mất khi sinh đẻ	分娩時出血量
Lượng máu qua thận	腎血流量
Lượng máu tuần hoàn	循環血液量
Lượng muối khoáng trong xương	骨塩量
Lượng nước trong cơ thể	体内総水分量
Lượng oxy tiêu thụ	酸素消費量
Lupus ban đỏ hệ thống	全身性エリテマトーデス
Lưu lượng máu não	脳血流量

【M】

Mã nhận dạng đối tượng	被験者識別コード

Ma túy đá	メタンフェタミン
Ma túy tổng hợp	合成麻薬
Mạch máu bị co hẹp	血管が狭窄する
Mẩn đỏ	発赤
Mãn kinh	閉経
Màng cơ hoành	横隔膜
Màng cứng	硬直
Màng hồng cầu	赤血球膜
Màng mạch	脈絡膜
Màng nhĩ	鼓膜
Màng nhĩ phải	右鼓膜
Mang thai hộ	代理懐胎
Mành nhĩ trái	左鼓膜
Mào chậu phải trên	右上前腸骨棘
Mào chậu trái trên	左上腸骨棘
Mao mạch	毛細血管
Mật độ của xương đùi	大腿骨の骨密度
Mật độ xương	骨密度
Mất thính giác	感音性難聴
Mất thính giác do tiếng ồn	騒音性難聴
Mất trí nhớ phân ly	解離性健忘

Màu nâu	茶褐色（チャカッショク）
Màu nâu sẫm	濃褐色（ノウカッショク）
Máu, dịch	灌流（カンリュウ）
Mày đay	蕁麻疹（ジンマシン）
Máy móc thiết bị phóng xạ trong y tế	医療用放射線用機械及び装置（イリョウヨウホウシャセンヨウキカイオヨビソウチ）
Máy tạo nhịp tim	心臓ペースメーカー（シンゾウ）
Mề đay, nổi mẩn	蕁麻疹（ジンマシン）
Mẹ ở chung phòng với em bé	母子同室（ボシドウシツ）
Mê sảng sau phẫu thuật	術後せん妄（ジュツゴ　モウ）
Men răng	エナメル質（シツ）
Méo miệng	ベル麻痺（原因が不明な特発性顔面神経麻痺）（マヒ　ゲンイン　フメイ　トクハツセイガンメンシンケイマヒ）
Mệt mỏi	疲労（ヒロウ）
Mi	毛様体（モウヨウタイ）
Miếng gạc	ガーゼ
Mô bạch huyết	リンパ組織（ソシキ）
Mô da	皮膚組織（ヒフソシキ）
Mở khí quản	気管切開（キカンセッカイ）
Mổ lấy thai	帝王切開（テイオウセッカイ）
Mở và dạng chân	脚開閉（キャクカイヘイ）
Mòn răng	咬耗症（コウモウショウ）

Móng mọc ngược	巻き爪 (マキヅメ)
Morphine sulfate	硫酸モルヒネ (リュウサン)
Mù lòa	失明 (シツメイ)
Mù màu bẩm sinh	先天色覚異常 (センテンシキカクイジョウ)
Mức độ nghiêm trọng của phản ứng có hại của thuốc	薬の有害反応の重症度 (クスリ ユウガイハンノウ ジュウショウド)
Mùi vị khó chịu	不快な味覚 (フカイ ミカク)
Mụn	面皰（＝にきび）(メンポウ)
Mụn cóc	疣贅 (ユウゼイ)
Mụn cóc già	老人性疣贅 (ロウジンセイユウゼイ)
Mụn nhọt	せつ（＝おでき）
Mụn nước	水いぼ (ミズ)
Mụn nước ở họng, hầu, tay chân	ヘルパンギーナ
Mụn rộp sinh dục	性器ヘルペス (セイキ)

【N】

Nách phát ban	脇の下のブツブツ (ワキ シタ)
Nấm da chân	水虫 (ミズムシ)
Nấm ngoài da tay	手白癬 (テハクセン)
Nằm ngửa	仰臥位 (ギョウガイ)
Nằm sấp	背臥位 (ハイガイ)
Não phình	脳動脈瘤 (ノウドウミャクリュウ)
Não tủy	脳脊髄 (ノウセキズイ)

Não úng thủy	水頭症 (スイトウショウ)
Natri huyết thanh	血清ナトリウム (ケッセイ)
Ngà răng	象牙質 (ゾウゲシツ)
Nghẽn động mạch phổi do cục máu đông	肺血栓塞栓症 (ハイケッセンソクセンショウ)
Nghèo dinh dưỡng, thiếu dinh dưỡng	栄養不足 (エイヨウブソク)
Nghẹt mũi, ngạt mũi	鼻閉 (ビヘイ)
Nghỉ ngơi trên giường	ベット上安静 (ジョウアンセイ)
Nghiện rượu	アルコール依存症 (イゾンショウ)
Ngộ độc thực phẩm	食中毒 (ショクチュウドク)
Ngộ độc thực phẩm bởi chất hóa học	化学物質による食中毒 (カガクブッシツ)(ショクチュウドク)
Ngứa	痒疹 (ヨウシン)
Ngứa da	皮膚搔痒 (ヒフソウヨウ)
Ngứa hậu môn	肛門のかゆみ (コウモン)
Ngừa sinh non	多胎妊娠防止 (タタイニンシンボウシ)
Ngừng thở khi ngủ	睡眠時無呼吸 (スイミンジムコキュウ)
Ngừng uống thuốc	薬物中断 (ヤクブツチュウダン)
Ngược ngày đêm	昼夜逆転 (チュウヤギャクテン)
Nguyên bào sợi	繊維芽細胞 (センイガサイボウ)
Nguyên hồng cầu khổng lồ	巨赤芽球 (キョセキガキュウ)
Nguyên tố vi lượng mineral	ミネラル成分 (セイブン)

Nha khoa và Phẫu thuật trong miệng	歯科口腔外科
Nhãn khoa	眼科
Nhân tạo đầu xương đùi	人工骨頭置換術
Nhang muỗi	蚊取線香
Nhiễm a xít chuyển hóa	代謝性アシドーシス
Nhiễm độc phóng xạ cấp tính	急性放射線症
Nhiễm khuẩn do sẩy thai	感染流産
Nhiễm khuẩn đường tiết niệu	尿路感染
Nhiễm khuẩn Salmonella	サルモネラ感染症
Nhiễm ký sinh trùng não	寄生虫性脳感染症
Nhiễm lậu cầu	淋菌感染症
Nhiễm sắc thể	染色体
Nhiễm trùng của bàn tay và ngón tay	手や指の感染症
Nhiễm trùng da do nấm	真菌による皮膚感染症
Nhiễm trùng đường tiết niệu	尿路感染症
Nhiễm trùng hệ thần kinh trung ương	中枢神経系の感染症
Nhiễm trùng xương tủy	骨髄炎
Nhiễm trùng xương và khớp	骨・関節の感染症
Nhiệt mề đay	温熱蕁麻疹
Nhiều u tủy	多発性骨髄腫

Nhìn mờ sương	霧視(ムシ)
Nhịp tim	徐脈(ジョミャク)
Nhịp tim (nhịp mạch)	心拍数(シンパクスウ)（脈拍数(ミャクハクスウ)）
Nhịp tim nhanh	頻脈(ヒンミャク)
Nhồi máu cơ tim	心臓発作(シンゾウホッサ)
Nhồi máu cơ tim cấp	急性心筋梗塞(キュウセイシンキンコウソク)
Nhồi máu não	脳梗塞(ノウコウソク)
Nhồi máu não cấp tính	急性期脳梗塞(キュウセイキノウコウソク)
Nhọt	おでき
Nhược cơ	重症筋無力症(ジュウショウキンムリョクショウ)
Ni tơ u rê	尿素窒素(ニョウソチッソ)
Niêm mạc tai giữa	中耳(チュウジ)の粘膜(ネンマク)
Niệu đạo	尿道(ニョウドウ)
Niệu quản	尿管(ニョウカン)
Nội khoa cơ quan tiêu hóa	消化器内科(ショウカキナイカ)
Nội khoa máu-ung bướu	血液(ケツエキ)・腫瘍内科(シュヨウナイカ)
Nội khoa tiểu đường・Nội tiết và・Y học dinh dưỡng	糖尿病(トウニョウビョウ)・内分泌(ナイブンピ)・栄養内科(エイヨウナイカ)
Nội khoa tim mạch	循環器内科(ジュンカンキナイカ)
Nói lắp bắp	吃音症(キツオンショウ)
Nổi mẩn	発疹(ホッシン)
Nổi mề đay	蕁麻疹(ジンマシン)

Nội môi	ホメオスタシス（恒常性）
Nội soi	内視鏡検査
Nội soi mũi họng	鼻咽腔内視鏡
Nội tạng	臓器
Nôn ói	悪心
Nồng độ huyết tương trong nước tăng	水溶性薬物の血漿濃度
Nồng độ trong máu	血中濃度
Nốt ruồi	ほくろ
Nước bọt	唾液
Nước ối	羊水
Nuốt nhầm phải dị vật	誤飲事故
Nứt hậu môn	裂肛

【O Ô Ơ】

Ổ bụng, thành bụng	腹壁
Ô xy già	オキシドール
Ốc tai	蝸牛
Ốm nghén	妊娠中の悪阻
Ống dẫn tinh	精管
Ống nghe	聴診器
Ống quyển	向こう脛
Ống tai	外耳道

Ống thông	カテーテル

【P】

Phá thai	人工妊娠中絶
Phá thai	人工流産
Phác đồ điều trị	投薬計画
Phạm vi nâng ở thân	本体昇降範囲
Phần bụng phải trên	右上腹部
Phần bụng trái dưới	左下腹部
Phần bụng trái trên	左上腹部
Phân loại bệnh	疾病分類
Phân loại và chẩn đoán bệnh tâm thần	精神疾患の分類と診断
Phân tán tư tưởng	思考奔逸
Phân tích chức năng tim	心機能解析
Phản ứng có hại của thuốc	薬の有害反応
Phản ứng đau khổ	悲嘆反応
Phản xạ gân bất thường	腱反射異常
Phát ban quanh mắt	目の回りのブツブツ
Phát chứng rối loạn hoảng sợ	パニック発作
Phát tán nhiệt	熱放散
Phát triển	増殖する
Phát triển trứng	卵胞の発育

Phẫu thuật chỉnh hình	形成外科 (ケイセイゲカ)
Phẫu thuật chỉnh hình thể thao	スポーツ整形外科 (セイケイゲカ)
Phẫu thuật cơ quan tiêu hóa	消化器外科 (ショウカキゲカ)
Phẫu thuật cột sống	脊髄外科 (セキズイゲカ)
Phẫu thuật đại cương	一般外科 (イッパンゲカ)
Phẫu thuật đại trực tràng	大腸肛門外科 (ダイチョウコウモンゲカ)
Phẫu thuật động mạch vành dưới da	経皮的冠状動脈形成術 (ケイヒテキカンジョウドウミャクケイセイジュツ) (PTCA)
Phẫu thuật khoang miệng	口腔外科 (コウクウゲカ)
Phẫu thuật lồng ngực	呼吸器外科 (コキュウキゲカ)
Phẫu thuật thần kinh não	脳神経外科 (ノウシンケイゲカ)
Phẫu thuật tuyến giáp	甲状腺外科 (コウジョウセンゲカ)
Phẫu thuật tuyến vú	乳腺外科 (ニュウセンゲカ)
Phẫu thuật vú	乳腺外科 (ニュウセンゲカ)
Phế nang	肺胞 (ハイホウ)
Phì đại tim	心臓肥大 (シンゾウヒダイ)
Phiền muộn	抑うつ (ヨク)
Phình đại tử cung	子宮腫大 (シキュウシュダイ)
Phình động mạch chủ	動脈瘤 (ドウミャクリュウ)
Phình động mạch cột sống	椎骨動脈瘤 (ツイコツドウミャクリュウ)
Phổi	肺 (ハイ)
Phôi người	ヒト胚 (ハイ)

Phổi tắc nghẽn	閉塞性肺疾患
Phổi tắc nghẹn	肺塞栓症
Phòng chống té ngã	転倒防止
Phòng ngừa ở người cao tuổi	高齢者における予防
Phòng ngừa ở phụ nữ mang thai	妊婦における予防
Phòng tư vấn tâm tư, sức khỏe phụ nữ	女性のこころとからだの相談室
Phốt pho huyết thanh	血清リン
Phù bạch huyết	リンパ浮腫
Phù nề	むくみ
Phù phổi	肺水腫
Phục hồi chức năng	リハビリテーション
Phục hồi chức năng của phổi	肺のリハビリテーション
Phục hồi tủy xương bình thường	正常骨髄の回復
Phương pháp điều trị cấy ghép tế bào gốc tạo máu	造血幹細胞移植療法
Phương pháp quản lý thuốc	薬の投与法
Phương pháp sờ khám vùng bụng	腹部診察法
Polyp hậu môn	肛門ポリープ
Polyp ruột già	大腸（結腸 直腸）のポリープ
Polyp trực tràng	直腸ポリープ

Protein huyết tương	血清タンパク

【Q】

Quá mẫn	過敏症
Quá trình chào đón người hấp hối	死期を迎える過程
Quai bị	おたふくかぜ (流行性耳下腺炎)
Quyền sáng chế	特許権

【R】

Ra mồ hôi ban đêm	寝汗
Rạch dọc	縦切開
Rạch ngang	横切開
Rạch thành bụng	腹壁切開
Rạch tử cung	子宮切開
Răng gẫy	歯の破折
Răng hàm đầu tiên	第一小臼歯
Răng hàm thứ 2	第二乳臼歯
Răng hàm thứ 3 (răng trí tuệ, răng khôn)	第三大臼歯 (智歯/親知らず)
Răng không chồi lên khỏi lợi được	埋伏歯
Răng lung lay	動揺
Răng nanh sữa	乳犬歯
Răng sữa	幼児の歯

Răng vĩnh viễn	永久歯（大人の歯）
Rau thai, rau thai	胎盤
Ráy tai	耳垢（＝みみあか）
Rò độnng tĩnh mạch	動静脈瘻
Rò rỉ vết khâu	縫合不全
Rối loại trí nhớ trong một thời gian ngắn	短期記憶障害
Rối loại tủy sống	脊髄障害
Rối loạn ám ảnh cưỡng chế	強迫性障害
Rối loạn ăn uống	摂食障害
Rối loạn ăn uống bừa bãi	摂食障害
Rối loạn bức xạ	放射線障害
Rối loạn chức năng của não bộ	脳機能障害
Rối loạn chức năng cường dương	勃起障害
Rối loạn chức năng phần máy tạo nhịp tim	ペースメーカー部機能不全
Rối loạn chuyển đổi	転換性障害
Rối loạn co giật	けいれん性疾患
Rối loạn cơ thể	身体障害
Rối loạn cường dương	勃起不全
Rối loạn dây thần kinh ngoại biên	末梢神経障害
Rối loạn di truyền	遺伝子疾患

Rối loạn định hướng	見当識障害
Rối loạn giấc ngủ của người bệnh mất trí nhớ	認知症の人の睡眠障害
Rối loạn giới tính	性同一性障害
Rối loạn hệ thần kinh ngoại biên từ bệnh tiểu đường	糖尿病末梢神経障害
Rối loạn hoang tưởng	妄想性障害
Rối loạn khứu giác	嗅覚障害
Rối loạn lo âu	全般性不安障害
Rối loạn lo sợ	パニック障害
Rối loạn lưỡng cực	双極性障害（躁うつ病）
Rối loạn mô liên kết	膠原病
Rối loạn nhân cách	パーソナリティ障害
Rối loạn sợ hãi	恐怖性障害
Rối loạn suy nghĩ	思考障害
Rối loạn tâm thần nhiễm độc	中毒性精神病
Rối loạn tâm trạng	気分障害
Rối loạn thần kinh	ノイローゼ
Rối loạn thần kinh do bệnh tiểu đường gây ra	糖尿病性神経障害
Rối loạn thần kinh thực vật	自律神経障害
Rối loạn thần kinh tiểu đường	糖尿病性神経障害
Rối loạn thần kinh trung ương	中枢神経障害

Rối loạn tress cấp tính	急性ストレス障害 (キュウセイストレスショウガイ)
Rối loạn vận động	運動障害 (ウンドウショウガイ)
Rối loạn van tim	心臓弁障害 (シンゾウベンショウガイ)
Rối loạn về ngữ âm	音韻障害 (オンインショウガイ)
Rôm sảy	汗疹 (カンシン) (あせも)
Rốn	臍 (ヘソ)
Run	振戦 (シンセン)
Run lẩy bẩy	戦慄 (センリツ)
Rung tâm nhĩ	心房細動 (シンボウサイドウ)
Rụng tóc ác tính	悪性円形脱毛症 (アクセイエンケイダツモウショウ)
Rụng trứng	排卵 (ハイラン)
Ruột non	小腸 (ショウチョウ)
Rượu thuốc	薬用酒 (ヤクヨウシュ)

【S】

Sa dạ dày	胃下垂 (イカスイ)
Sa niêm mạc trực tràng	直腸粘膜脱 (チョクチョウネンマクダツ)
Sa trực tràng	直腸脱 (チョクチョウダツ)
Sa van 2 lá	僧帽弁逸脱 (ソウボウベンイツダツ) (MVP)
Sán dây	条虫類 (ジョウチュウルイ) (＝サナダムシ)
Sản dịch đỏ có một ít	赤褐色悪露少量 (セッカッショクオロショウリョウ)
Sản dịch màu đỏ	赤色悪露 (セキショクオロ)

Sau đẻ	産褥 (サンジョク)
Sau khi sổ rau thai	胎盤娩出後 (タイバンベンシュツゴ)
Sâu răng	虫歯 (ムシバ)
Sẩy thai	流産 (リュウザン)
Sẹo	瘢痕 (ハンコン)
Sẹo lồi	ケロイド
Sinh đẻ	分娩 (ブンベン)
Sinh mủ	化膿 (カノウ)
Sinh non	切迫早産 (セッパクソウザン)
Sinh non	早産 (ソウザン)
Sợ ánh sáng	羞明 (シュウメイ)
Sơ cứng động mạch	動脈硬化 (ドウミャクコウカ)
Sơ cứu bỏng	やけどの応急処置 (オウキュウショチ)
Sợ phương tiện đi lại	乗り物恐怖 (ノリモノキョウフ)
Sơ suất y tế, lỗi do y tế	医療過誤 (イリョウカゴ)
Sổ theo dõi sức khỏe bà mẹ và trẻ em	母子手帳 (ボシテチョウ)
Sơ vữa động mạch	アテローム性動脈硬化 (セイドウミャクコウカ)
Sốc phản vệ	アナフィラキシーショック
Sởi	麻疹 (マシン) (＝はしか)
Sỏi dạ dầy	胃石 (イセキ)
Sỏi mật	胆石 (タンセキ)

Sỏi niệu đạo	尿路結石 (ニョウロケッセキ)
Sởi Rubella	風疹 (フウシン)
Sỏi thận	腎結石 (ジンケッセキ)
Sỏi thận niệu quản	尿管結石 (ニョウカンケッセキ)
Song thị	複視 (フクシ)
Sốt rét	マラリア
Sốt xuất huyết	デング熱 (ネツ)
Steroid	ステロイド
Sự bài tiết	排便 (ハイベン)
Sự bài tiết của thuốc	薬 (クスリ) の排泄 (ハイセツ)
Sự chuyển hóa của thuốc	薬 (クスリ) の代謝 (タイシャ)
Sự co nhĩ non	心房期外収縮 (シンボウキガイシュウシュク)
Sự đập (của tim)	鼓動 (コドウ)
Sự hấp thu thuốc	薬 (クスリ) の吸収 (キュウシュウ)
Sự hồi hộp	動悸 (ドウキ)
Sự kháng thuốc	薬の耐性
Sự khó thở	息切れ (イキギ)
Sự phục hồi	自己回復 (ジコカイフク)
Sự tương tác của thuốc	薬 (クスリ) の相互作用 (ソウゴサヨウ)
Sữa đầu	初乳 (ショニュウ)
Sữa mẹ	成乳 (セイニュウ)

Sữa non	初乳
Sức cản mạch ngoại biên	末梢血管抵抗
Sức khỏe liên quan đến tình dục và sinh sản	性と生殖に関する健康
Súc miệng	含嗽
Sụn	軟骨
Sưng	腫瘍
Sưng lá nách	脾腫
Sững sờ và hôn mê	昏迷と昏睡
Sụt cân, giảm cân	体重減少
Suy gan	肝不全
Suy giảm chức năng thận	腎機能低下
Suy giảm miễn dịch	免疫力が低下する
Suy giảm thị lực	弱視
Suy giảm trí nhớ	記憶障害
Suy hô hấp	呼吸不全
Suy thận	腎不全
Suy thượng thận	急性副腎不全
Suy tim	心不全
Suy tim mãn tính	慢性心不全
Suyễn nghề nghiệp	職業性喘息

【T】

Tác dụng giảm đau	鎮痛作用
Tác dụng kích thích tinh thần	精神賊括作用
Tác dụng làm co mạch máu	血管収縮作用
Tác dụng phụ nghiêm trọng	重篤な副作用
Tác dụng phụ nghiêm trọng mà không ngờ tới	予期できない重篤な副作用
Tác dụng trên gan do lão hóa	加齢による肝臓への影響
Tắc mạch phổi	肺動脈塞栓症
Tắc nghẽn khí quản	上気道閉塞
Tắc ruột	腸閉塞（イレウス）
Tai giữa	中耳
Tai ngoài	外耳
Tắm cho bé	新生児の沐浴
Tầm nhìn bị hạn chế	視野欠損
Tầm nhìn xung quanh bị hạn chế	周辺視野欠損
Tâm thần học	精神科
Tâm thần phân liệt	統合失調症
Tâm trạng ảo tưởng	妄想気分
Tâm trạng hoang tưởng	妄想気分
Tàn nhang	雀卵斑（＝そばかす）
Tăng đường huyết mãn tính	慢性的な高血糖

Tăng huyết áp động mạch phổi	肺高血圧症
Tăng sản nội mạc tử cung	子宮内膜増殖症
Tầng sinh môn nam	男性会陰の筋肉
Tầng sinh môn nữ	女性会陰の筋肉
Tăng tính thấm protein của màng đáy cầu thận	糸球体基底膜の蛋白透過性亢進
Táo bón mất trương lực	弛緩性便秘
Tạo mẫu thuốc	ドラッグデザイン
Tập luyện cơ bắp chân	下肢の筋力トレーニング
Tập luyện đi bộ	歩行練習
Tật răng so le	咬合異常
Tế bào bệnh bạch cầu	白血病細胞
Tế bào bệnh lý	病的な細胞
Tế bào bệnh máu trắng	白血病細胞
Tế bào cận tiểu cầu	傍糸球体細胞
Tế bào chất	細胞質
Tế bào chủ	万能細胞
Tế bào cơ tâm nhĩ	心房筋細胞
Tế bào gan	肝細胞
Tế bào gốc	胚性幹細胞
Tế bào gốc đa năng cảm ứng	人工多能性幹細胞
Tế bào máu đỏ	赤血球

Tế bào nội mô mạch máu	血管内皮細胞
Tế bào phôi	胚細胞
Tế bào Plasma	形質細胞
Tế bào u tủy	骨髄腫細胞
Tê cánh tay	腕のしびれ
Tê liệt	しびれ
Thạch cao	ギプス
Thai lưu	稽留流産
Thai nhi chết	胎児死亡
Thai sản lần đầu	初産婦
Thai to bất thường	巨大児
Thận	腎臓
Thần kinh cảm giác	感覚神経
Thần kinh ngoại biên	末梢神経障害
Thần kinh ngoại vi	末梢神経
Thần kinh thị giác	視神経
Thần kinh tự lập	自律神経
Thân não	脳幹
Thang điểm hôn mê Nhật Bản (Japan Coma Scale-JCS)	ジャパン・コーマ・スケール（JCS）
Thành phần huyết tương	血漿成分

Thanh toán chi phí y tế	医療費の支払い
Thảo dược	生薬
Thao tác cấp cứu hồi sức tim phổi	心臓マッサージ
Thấp khớp	関節リウマチ（RA）
Thay đổi ham muốn tình dục	性欲変化
Thay đổi màu da	皮膚の色の変化
Thiết bị chẩn đoán hình ảnh bằng cách siêu âm	超音波を利用した画像診断装置
Thiết bị chẩn đoán hình ảnh bằng cách sử dụng từ tính	磁気を利用した画像診断装置
Thiết bị đo dạ dày và ruột già bằng X quang	X線を使用して胃や大腸の検査を行う装置
Thiết bị đo mật độ xương	骨密度を測定する装置
Thiết bị đo ô xy	パルスオキシメータ
Thiết bị dùng để phát hiện ung thư toàn thân	全身の癌を発見する装置
Thiết bị máy chụp X quang vú (MMG)	乳房のX線撮影装置
Thiết bị truyền hình X quang kỹ thuật số	デジタル方式のX線テレビ装置
Thiếu chất sơ trong thức ăn	食物繊維不足
Thiếu hụt can xy	カルシウム欠乏
Thiếu máu	貧血
Thiếu máu ác tính.	悪性貧血

Thiếu máu bất sản	再生不良性貧血
Thiếu máu cầu khổng lồ	巨赤芽球性貧血
Thiếu máu cục bộ	虚血性心疾患
Thiếu máu cục bộ mạc treo cấp tính	急性腸間膜虚血
Thiếu máu do thiếu sắt	鉄欠乏性貧血
Thiếu máu huyết tán	溶血性貧血
Thiếu oxy trong máu động mạch	動脈血中の酸素不足
Thở bụng	腹式呼吸の活用
Thở dưỡng khí, thở ô xy	酸素吸入
Thở khò khè	喘鳴
Thở ngực	胸式呼吸
Thoái hóa cột sống	脊髄変性症
Thoái hóa điểm vàng của mắt do tuổi cao	加齢黄斑変性
Thoái hóa khớp	ヘパーデン結節
Thoái hóa khớp gối	変形性膝関節症
Thoát vị bụng	腹壁ヘルニア
Thoát vị đĩa đệm	ヘルニア
Thoát vị đĩa đệm	椎間板ヘルニア
Thoát vị não	脳ヘルニア
Thời gian bán thải của thuốc trong máu	薬物の血中濃度の半減期

Thời gian cần để sinh	分娩所要時間
Thời gian dùng thuốc	投与期間
Thời kỳ cuối của sự sống	終末期
Thời kỳ hậu sản	産褥期
Thời kỳ ở cữ	褥婦
Thói quen nghiến răng	歯の食いしばり癖
Thói quen xấu trong khoang miệng (ví dụ: mút tay)	口腔習癖（指しゃぶりなど）
Thông tin phân tích dựa theo VSRAD	VSRADによる解析情報
Thông tuyến sữa	乳腺開口
Thụ tinh trong ống nghiệm	体外受精
Thụ tinh trong ống nghiệm	ヒトの体外受精
Thực phẩm chức năng, thức ăn bổ sung	栄養補助食品
Thủng đại tràng	大腸穿孔
Thủng đường tiêu hóa	消化管の穿孔
Thủng màng nhĩ	鼓膜損傷
Thủng vết thương	刺創
Thuốc an thần thôi miên	催眠鎮静剤
Thuốc bảo quản	保存剤
Thuốc chống co thắt	鎮痙剤
Thuốc chống động kinh	抗癲癇薬
Thuốc chống đông máu	血液凝固阻止剤

Thuốc chống loạn nhịp	不整脈治療剤
Thuốc chống nôn	鎮吐剤
Thuốc chống ung thư	抗癌剤
Thuốc chống viêm	消炎剤
Thuốc đặt hậu môn	座薬
Thuốc diệt chuột	殺鼠剤
Thuốc diệt nấm	殺菌剤
Thuốc điều trị đột quỵ nhiệt	熱射病治療剤
Thuốc điều trị ngộ độc asen	ひ素中毒治療剤
Thuốc điều trị ngộ độc clo	塩素中毒治療剤
Thuốc điều trị ung thư	癌治療剤
Thuốc điều trị ung thư	癌薬物治療科
Thuốc dùng để chẩn đoán trong ống nghiệm	体外診断薬
Thuốc gây hưng phấn kích thích	興奮剤
Thuốc gây mê toàn thân	全身麻酔剤
Thuốc gây tê tại chỗ	局所麻酔剤
Thuốc giảm co thắt tử cung	子宮収縮抑制剤
Thuốc giảm đau	鎮痛剤
Thuốc giảm đau hạ sốt	解熱鎮痛剤
Thuốc hạ huyết áp	血圧降下剤
Thuốc hệ Amphetamine	アンフェタミン系製剤

Việt	Nhật
Thuốc kháng Histamin	抗ヒスタミン剤
Thuốc kháng lao hạch	抗結核剤
Thuốc khử trùng đường tiết niệu	尿路消毒剤
Thuốc làm dãn cơ xương	骨格筋を弛緩させる薬
Thuốc làm mát miệng	口中清涼剤
Thuốc làm ói ra	催吐剤
Thuốc làm sạch miệng	口中清潔剤
Thuốc lợi tiểu	利尿剤
Thuốc ngủ	睡眠導入薬
Thuốc nhỏ mũi	点鼻薬
Thuốc thú y	動物用医薬品
Thuốc thụt tháo	浣腸剤
Thuốc trị liệu bệnh bằng xạ quang	放射線病治療剤
Thuốc trừ giun sán	駆虫剤
Thuốc trừ ký sinh trùng	殺真菌剤
Thuốc trừ sâu	殺虫剤
Thuốc uống giảm đau	頓服薬
Thuốc uống giảm đường huyết	経口血糖降下薬
Thuốc xông khói	燻蒸剤
Thụt tháo	浣腸
Thủy đậu	水疱瘡

Thủy tinh thể	硝子体 (ショウシタイ)
Thùy trước của tuyến yên	脳下垂体前葉 (ノウカスイタイゼンヨウ)
Thuyên tắc phổi	肺塞栓症 (ハイソクセンショウ)
Tia ánh sáng không nhìn thấy được	不可視光線 (フカシコウセン)
Tia ánh sáng tử ngoại, tia cực tím bước sóng	紫外線波長 (シガイセンハチョウ)
Tiêm chủng	予防接種 (ヨボウセッシュ)
Tiêm chủng	予防摂取 (ヨボウセッシュ)
Tiêm chủng vắc xin	ワクチン接種 (セッシュ)
Tiến hành nội soi	内視鏡検査を実施する (ナイシキョウケンサ ジッシ)
Tiền liệt tuyến	前立腺 (ゼンリツセン)
Tiền sử bệnh và khám bệnh	病歴と診察 (ビョウレキ シンサツ)
Tiến trình sẩy thai	進行流産 (シンコウリュウザン)
Tiếng trống	鼓音 (コオン)
Tiết sữa sau khi sổ nhau thai	胎盤娩出後乳汁分泌 (タイバンベンシュツゴニュウジュウブンピツ)
Tiểu cầu	血小板 (ケッショウバン)
Tiêu chảy của người đi du lịch về	旅行者下痢症 (リョコウシャゲリショウ)
Tiểu động mạch	細動脈 (サイドウミャク)
Tiểu đường tuýp 2	2型糖尿病 (ガタトウニョウビョウ)
Tiểu máu	血尿 (ケツニョウ)
Tiêu sợi huyết	線溶系 (センヨウケイ)

Tiểu tiện không tự chủ cấp kỳ	切迫性尿失禁
Tiểu tiện không tự chủ chức năng	機能性尿失禁
Tiểu tiện không tự chủ ngoài niệu đạo	真性尿失禁
Tiểu tiện không tự chủ phản xạ	反射性尿失禁
Tim bẩm sinh	先天性心疾患
Tình nguyện viên (đối với các thử nghiệm lâm sàng)	治験ボランティア、被験者
Tính thấm thành mạch máu	血管透過性
Tinh thể	水晶体
Tình trạng tuần hoàn ngoại biên	末梢循環状態
Tổ chức của tuyến ức	胸腺組織
Toàn thể phần bụng	腹部全体
Toát vị hernia	裂孔ヘルニア
Tóc có gầu	ふけ症
Tốc độ chuyển hóa thuốc	薬物代謝
Tổn thương ống tai ngoài	外耳道損傷
Tổn thương phóng xạ	放射線傷害
Tràn dịch	滲出
Tràn dịch màng phổi	胸水
Tràn khí màng phổi	気胸
Tràn khí màng phổi tự phát	自然気胸
Trao đổi oxy và các bon	酸素と二酸化炭素の交換

Trào ngược động mạch chủ	大動脈弁逆流（ダイドウミャクベンギャクリュウ）
Trào ngược van 2 lá	僧帽弁逆流（ソウボウベンギャクリュウ）
Trật khớp xương	脱臼（ダッキュウ）
Trầy xước	擦過傷（サッカショウ）
Trẻ sinh non	早産児（ソウザンジ）
Trẻ sinh thiếu cân	未熟児（ミジュクジ）
Trẻ thiếu cân	低出生体重児（テイシュッショウタイジュウジ）
Trẹo xương	捻挫（ネンザ）
Trĩ nội (sa hậu môn)	内痔核（脱肛）（ナイジカク・ダッコウ）
Triệu chứng chảy máu	出血症状（シュッケツショウジョウ）
Triệu chứng chèn ép	圧迫症状（アッパクショウジョウ）
Triệu chứng của bệnh phổi	肺の病気の症状（ハイのビョウキのショウジョウ）
Triệu chứng liên quan tới SIDA	エイズ関連症候群（カンレンショウコウグン）
Triệu chứng mãn kinh	更年期症状（コウネンキショウジョウ）
Triệu chứng suyễn	喘息症状（ゼンソクショウジョウ）
Triệu chứng tăng huyết áp khi mang thai	妊娠高血圧症候群（ニンシンコウケツアツショウコウグン）
Triệu chứng thiếu ô xy	酸素不足の症状（サンソブソクのショウジョウ）
Trong máu	血中（ケッチュウ）
Trực tràng	直腸（チョクチョウ）
Trúi đầu về phía trước	前傾姿勢（ゼンケイシセイ）

Trung tâm chăm sóc đặc biệt	救命救急センター
Trung tâm điều hoà thân nhiệt	体温の調節中枢
Trung tâm viêm khớp	リウマチセンター
Trung tâm y tế nhà nước cấp cao	国立高度専門医療センター
Trương mạch máu	血管緊張
Trưởng thành giới tính	性的成熟
Truyền dịch	輸液
Truyền máu	輸血
Tử cung	子宮体
Tử cung co thắt tốt	子宮収縮良好
Tư thế Fowler	ファウラー位にする
Tự tiêm	自己注射
Tựa lưng nâng	背もたれ昇降
Tuân thủ đúng chỉ định thuốc	アドヒアランス
Tuân thủ theo đúng hướng dẫn sử dụng thuốc trước khi dùng	薬物治療のアドヒアランス（指示の順守）
Túi cùng	ダグラス窩
Túi mật	胆嚢
Túi mật và đường mật	胆嚢と胆管
Túi thừa	憩室症
Túi tinh	精嚢

Tủy	延髄 (エンズイ)
Tủy sống	脊髄 (セキズイ)
Tụy tạng	膵臓 (スイゾウ)
Tủy xương	骨髄 (コツズイ)
Tủy xương xơ hóa	骨髄線維症 (コツズイセンイショウ)
Tuyến mang tai	耳下腺 (ジカセン)
Tuyến mồ hôi	汗腺 (カンセン)
Tuyến nước bọt	唾液腺 (ダエキセン)
Tuyến nước bọt lớn	大唾液腺 (ダイダエキセン)
Tuyến thượng thận	副腎 (フクジン)
Tuyến yên	下垂体 (カスイタイ)

【U】

U cột sống	脊椎腫瘍 (セキツイシュヨウ)
U dây thần kinh thính giác	聴神経腫瘍 (チョウシンケイシュヨウ)
U hạch ác tính	悪性リンパ腫 (アクセイ...シュ)
U lành tính	良性腫瘍 (リョウセイシュヨウ)
U lành tính ở da	皮膚良性腫瘍 (ヒフリョウセイシュヨウ)
U Lympho nang	濾胞性リンパ腫 (ロホウセイ...シュ)
U mạch máu hình nhện	くも状血管腫 (ジョウケッカンシュ)
U máu	血液腫瘍 (ケツエキシュヨウ)
U mỡ	脂肪のかたまり (シボウ)

U nang buồng trứng trái	左卵巣膿腫 (ヒダリランソウノウシュ)
U nang niêm dịch ngón tay	粘液嚢腫 (ネンエキノウシュ)
U não	脳腫瘍 (ノウシュヨウ)
U não di căn	転移性脳腫瘍 (テンイセイノウシュヨウ)
U niêm	粘液腫 (ネンエキシュ)
U rê	尿素 (ニョウソ)
U ruột non	小腸腫瘍 (ショウチョウシュヨウ)
U thần kinh đệm	神経膠腫 (シンケイコウシュ)
U thần kinh gian ngón chân	モートン病 (ビョウ)
U tim	心臓腫瘍 (シンゾウシュヨウ)
U tủy sống	脊髄腫瘍 (セキズイシュヨウ)
U tuyến yên	下垂体腫瘍 (カスイタイシュヨウ)
U ung thư	癌性腫瘍 (ガンセイシュヨウ)
U xơ tử cung	子宮筋腫 (シキュウキンシュ)
U xương	骨腫瘍 (コツシュヨウ)
Ung nang buồng trứng	卵巣腫瘍 (ランソウシュヨウ)
Ung thư	癌 (ガン)
Ung thư biểu mô tế bào thận	腎細胞癌 (ジンサイボウガン)
Ung thư buồng trứng	卵巣癌 (ランソウガン)
Ung thư bửu mô mũi họng	鼻咽腔癌 (ビインクウガン)
Ung thư cổ tử cung	子宮頸癌 (シキュウケイガン)

Ung thư dạ dày	胃癌 (イガン)
Ung thư đầu và cổ	頭頸部癌 (トウケイブガン)
Ung thư di căn	転移性癌 (テンイセイガン)
Ung thư đường tiết niệu	尿路癌 (ニョウロガン)
Ung thư gan di căn	転移性肝癌 (テンイセイカンガン)
Ung thư gan nguyên phát	原発性肝癌 (ゲンパツセイカンガン)
Ung thư hàm trên	上顎癌 (ジョウガクガン)
Ung thư hậu môn	肛門癌 (コウモンガン)
Ung thư kết tràng	結腸直腸癌 (ケッチョウチョクチョウガン)
Ung thư miệng	口腔癌 (コウクウガン)
Ung thư nội mạc tử cung	子宮体癌 (シキュウタイガン)
Ung thư phổi	肺癌 (ハイガン)
Ung thư thực quản	食道癌 (ショクドウガン)
Ung thư trực tràng	直腸癌 (チョクチョウガン)
Ung thư tuyến thượng thận	副腎癌 (フクジンガン)
Ung thư tuyến tiền liệt	前立腺癌 (ゼンリツセンガン)
Ung thư tuyến tụy	膵癌 (スイガン)
Ung thư tuyến tụy	膵臓癌 (スイゾウガン)
Uốn ván	破傷風 (ハショウフウ)
Uống thuốc	内服 (ナイフク)

【V】

Vác xin bại liệt	ポリオワクチン
Vấn đề mang tính đạo đức	倫理的問題（リンリテキモンダイ）
Vàng da	黄疸（オウダン）
Vành tai	耳介（ジカイ）
Vật lý trị liệu	理学療法（リガクリョウホウ）（PT）
Vật lý trị niệu cho ngực	胸部の理学療法（キョウブのリガクリョウホウ）
Vẹo ngón chân cái	外反母趾（ガイハンボシ）
Vết cắn của con vật	咬創（コウソウ）
Vết đạn	銃創（ジュウソウ）
Vết loét	挫滅創（ザメツソウ）
Vết nứt	ヒビ割（ワ）れ
Vết rách, rách	裂創（レッソウ）
Vết rạch, vết chém	切創（セッソウ）
Vết thương	創傷（ソウショウ）
Vết thương do nổ	爆傷（バクショウ）
Vết trầy xước	すり傷（キズ）
Vi rút làm suy giảm hệ miễn dịch con người	ヒト免疫不全ウイルス（メンエキフゼン）
Vi rut viêm dạ dày- ruột	ノロウイルス

(V) 越－日(VIỆT - NHẬT)

Việc đi lại gặp trở ngại	歩行困難 (ホコウコンナン)
Viêm a-mi-đan	扁桃腺炎 (ヘントウセンエン)
Viêm bàng quang	膀胱炎 (ボウコウエン)
Viêm bao gân	腱鞘炎 (ケンショウエン)
Viêm bể thận	腎盂炎 (ジンウエン)
Viêm bờ mi	眼瞼炎 (ガンケンエン)
Viêm da	皮膚炎 (ヒフエン)
Viêm dạ dầy	胃潰瘍 (イカイヨウ)
Viêm dạ dày cấp tính	急性胃炎 (キュウセイイエン)
Viêm dạ dày mãn tính	慢性胃炎 (マンセイイエン)
Viêm da tiếp xúc	接触皮膚炎 (セッショクヒフエン)
Viêm da tiết bã	脂漏性皮膚炎 (シロウセイヒフエン)
Viêm da ứ	うっ滞性皮膚炎 (タイセイヒフエン)
Viêm da, dị ứng da	アトピー性皮膚炎 (セイヒフエン)
Viêm đại tràng	大腸炎 (ダイチョウエン)
Viêm đại tràng thiếu máu cục bộ	虚血性大腸炎 (キョケツセイダイチョウエン)
Viêm động mạch tế bào khổng lồ	巨細胞性動脈炎 (キョサイボウセイドウミャクエン)
Viêm gan	腱炎 (ケンエン)

Viêm gan	肝炎
Viêm gan A	A型肝炎
Viêm gan B	B型肝炎
Viêm gan D	D型肝炎
Viêm gan E	E型肝炎
Viêm gan siêu vi	ウイルス性肝炎
Viêm gan siêu vi C	C型肝炎
Viêm gan vi rút cấp tính	急性ウイルス性肝炎
Viêm giác mạc	角膜炎
Viêm kết mạc dị ứng	アレルギー性結膜炎
Viêm khí quản trên	上部気管損傷
Viêm khớp	関節炎
Viêm khớp dạng thấp	リウマチ様関節炎
Viêm khớp do nhiễm khuẩn	感染性関節炎
Viêm khớp gối	膝関節の炎症
Viêm loét đại tràng	潰瘍性大腸炎
Viêm lợi	歯肉炎
Viêm mạch máu	血管炎症性疾患

(V) 越-日(VIỆT - NHẬT)

Viêm mạch máu	ベーチェット病（ビョウ）
Viêm màng não cấp tính do vi khuẩn	急性細菌性髄膜炎（キュウセイサイキンセイズイマクエン）
Viêm màng não mãn tính	慢性髄膜炎（マンセイズイマクエン）
Viêm màng ngoài tim	心外膜炎（シンガイマクエン）
Viêm màng ngoài tim	心膜炎（シンマクエン）
Viêm màng phổi	肺胸膜炎（ハイキョウマクエン）
Viêm mào tinh hoàn	副睾丸炎（フクコウガンエン）
Viêm mủ dưới màng cứng	硬膜下膿瘍（コウマクカノウヨウ）
Viêm mũi cấp, mãn tính	急性・慢性鼻炎（キュウセイ・マンセイビエン）
Viêm mũi dị ứng	アレルギー性鼻炎（セイビエン）
Viêm não Nhật Bản	日本脳炎（ニホンノウエン）
Viêm nha chu	歯根膜炎（シコンマクエン）
Viêm niêm mạc miệng	口内炎（コウナイエン）
Viêm niêm mạc tim do nhiễm khuẩn	感染性心内膜炎（カンセンセイシンナイマクエン）
Viêm niêm mạc trực tràng	直腸炎（チョクチョウエン）
Viêm niệu đạo khuẩn chlamydia	クラミジア性尿道炎（セイニョウドウエン）
Viêm ống tai ngoài	外耳炎（ガイジエン）
Viêm phế quản cấp tính	急性気管支炎（キュウセイキカンシエン）

Viêm phổi	肺炎
Viêm phổi sặc	誤嚥性肺炎
Viêm phúc mạc bụng cấp tính	急性腹膜炎
Viêm phúc mạc vùng chậu	骨盤腹膜炎
Viêm ruột cấp tính	急性腸炎
Viêm ruột thừa	虫垂炎
Viêm ruột thừa thời kỳ đầu	虫垂炎初期
Viêm tắc tĩnh mạch nông	表在性血栓静脈炎
Viêm tai giữa	中耳炎
Viêm tai trong	内耳炎
Viêm thần kinh ngoại biên	抹消神経炎
Viêm thận Lupus	ループス腎炎
Viêm thực quản	食道炎
Viêm trào ngược thực quản	逆流性食道炎
Viêm túi lệ	涙嚢炎
Viêm túi mật	胆嚢炎
Viêm túi mật cấp	急性胆嚢炎
Viêm túi thừa đại tràng	結腸憩室炎

(V) 越－日 (VIỆT - NHẬT)

Viêm túi thừa đại tràng	大腸憩室炎 (ダイチョウケイシツエン)
Viêm tụy	膵炎 (スイエン)
Viêm tụy cấp	急性膵炎 (キュウセイスイエン)
Viêm tụy mạn tính	慢性膵炎 (マンセイスイエン)
Viêm tủy răng	歯髄炎 (シズイエン)
Viêm tuyến giáp ác tính	亜急性甲状腺炎 (アキュウセイコウジョウセンエン)
Viêm tuyến giáp mãn tính (bệnh Hashimoto)	慢性甲状腺炎 (マンセイコウジョウセンエン) （橋本病）(ハシモトビョウ)
Viêm tuyến tiền liệt	前立腺炎 (ゼンリツセンエン)
Viêm võng mạc sắc tố	網膜色素変性 (モウマクシキソヘンセイ)
Viêm xoang cấp tính	急性副鼻腔炎 (キュウセイフクビクウエン)
Viêm xoang mãn tính	慢性副鼻腔炎 (マンセイフクビクウエン)
Viêm xung quanh răng	歯周炎 (シシュウエン)
Viêm xung quanh xương	滑液包炎 (カツエキホウエン)
Viêm xương khớp	変形性関節症 (ヘンケイセイカンセツショウ)
Viễn thị	遠視 (エンシ)
Vỡ nước ối	破水 (ハスイ)
Vỡ ối	羊水流出 (ヨウスイリュウシュツ)

Vỡ phình động mạch chủ	大動脈瘤破裂
Vỡ thai chửa ngoài tử cung	子宮外妊娠破裂
Vỏ thượng thận	副腎皮質
Vỡ xương hàm	顎骨骨折
Vòi trứng	卵管
Vòm miệng	口蓋
Vòm miệng	口腔
Võng mạc	網膜
Vú	乳房
Vùng bụng dưới	下腹部
Vùng bụng phải	右側腹部
Vùng bụng phải dưới	右下腹部
Vùng bụng phải trên	右上腹部
Vùng bụng trái	左側腹部
Vùng bụng trái dưới	左下腹部
Vùng bụng trái trên	左上腹部
Vùng dưới đồi	視床下部
Vùng hạ sườn phải	右季肋部

Vùng hạ sườn trái	左季肋部(ヒダリキロクブ)
Vùng hố chậu phải	右腸骨窩部(ミギチョウコツカブ)
Vùng hố chậu trái	左腸骨窩部(ヒダリチョウコツカブ)
Vùng rốn	臍部(サイブ)
Vùng thượng vị	心窩部(シンカブ)
Vùng vai trái	左肩甲部(ヒダリケンコウブ)

【X】

Xác định ý thức của người đại diện	代理人(ダイリニン)による意思決定(イシケッテイ)
Xác nhận âm thanh nước trong bụng	腹水(フクスイ)の音(オト)を確認(カクニン)
Xâm nhập	浸潤(シンジュン)する
Xâm nhập vào tủy sống	脊髄(セキズイ)に浸潤(シンジュン)する
Xảy ra cơn đột quỵ	心停止(シンテイシ)を起(オ)こす
Xảy thai suốt	習慣流産(シュウカンリュウザン)
Xảy thai tự nhiên	自然流産(シゼンリュウザン)
Xẹp phổi	無気肺(ムキハイ)
Xét nghiệm nước ối	羊水検査(ヨウスイケンサ)
Xét nghiệm nước tiểu	尿検査(ニョウケンサ)
Xơ cứng bì	全身性強皮症(ゼンシンセイキョウヒショウ)

Xơ gan	肝硬変 (カンコウヘン)
Xơ phổi	特発性肺線維症 (トクハツセイハイセンイショウ)
Xơ phổi	肺線維症 (ハイセンイショウ)
Xoang nang	副鼻腔嚢胞 (フクビクウノウホウ)
Xuất huyết dưới màng nhện	くも膜下出血 (マクカシュッケツ)
Xuất huyết não	脳内出血 (ノウナイシュッケツ)
Xuất huyết tử cung bất thường	不正子宮出血 (フセイシキュウシュッケツ)
Xuất huyết viêm đại tràng	出血性大腸炎 (シュッケツセイダイチョウエン)
Xung đột tâm lý	心理的葛藤 (シンリテキカットウ)
Xương bả vai	肩甲骨 (ケンコウコツ)
Xương bàn đạp	アブミ骨 (コツ)
Xương bánh chè	膝蓋骨 (シツガイコツ)
Xương búa	ツチ骨 (コツ)
Xương bướm	蝶形骨 (チョウケイコツ)
Xương cẳng chân	下肢の骨 (カシ・ホネ)
Xương cẳng tay	前腕骨 (ゼンワンコツ)
Xương cánh tay	上腕骨 (ジョウワンコツ)
Xương chẩm	後頭骨 (コウトウコツ)

Xương cổ tay	手根骨（シュコンコツ）
Xương cột sống thắt lưng	腰椎（ヨウツイ）
Xương cùng	仙椎（センツイ）
Xương đe	キヌタ骨（コツ）
Xương đỉnh	頭頂骨（トウチョウコツ）
Xương đòn	鎖骨（サコツ）
Xương đùi	大腿骨（ダイタイコツ）
Xương gò má	頬骨（キョウコツ）
Xương hàm dưới	下顎骨（カガクコツ）
Xương hàm trên	上顎骨（ジョウガクコツ）
Xương hình tam giác	三角骨（サンカクコツ）
Xương hông	腸骨（チョウコツ）
Xương móc	有鈎骨（ユウコウコツ）
Xương mu, xương vệ	恥骨（チコツ）
Xương mục	う蝕（ショク）
Xương mũi	鼻骨（ビコツ）
Xương ngực	胸椎（キョウツイ）
Xương sườn	肋骨（ロッコツ）

Việt	Nhật
Xương thái dương	ソクトウコツ 側頭骨
Xương trán	ゼントウコツ 前頭骨
Xương ức	キョウコツ 胸骨

【Y】

Việt	Nhật
Y học hỗ trợ sinh sản	セイショクホジョイリョウ 生殖補助医療
Y tá điều dưỡng tại nhà	ホウモンカンゴシ 訪問看護師
Y tá y tế	イリョウカンゴシャ 医療看護者
Y tế dự phòng	ヨボウイリョウ 予防医療
Yếu tố bên ngoài làm phát sinh bệnh	シッペイハッセイ ガイテキヨウイン 疾病発生の外的要因
Yếu tố đông máu	ケツエキギョウコインシ 血液凝固因子
Yếu tố vật lý làm phát sinh bệnh	シッペイハッセイ ブツリテキヨウイン 疾病発生の物理的要因

日 - 越

医療用語集

NHẬT - VIỆT

THUẬT NGỮ CHUYÊN NGÀNH Y TẾ

【ア】

赤い舌 (アカいシタ)	Lưỡi đỏ
赤ら顔 (アカらガオ)	Đỏ mặt
亜急性甲状腺炎 (アキュウセイコウジョウセンエン)	Viêm tuyến giáp ác tính
悪性円形脱毛症 (アクセイエンケイダツモウショウ)	Rụng tóc ác tính
悪性貧血 (アクセイヒンケツ)	Thiếu máu ác tính.
悪性リンパ腫 (アクセイリンパシュ)	U hạch ác tính
アスベスト肺 (ハイ)	Bệnh phổi Amiăng
頭じらみ (アタマじらみ)	Chấy
圧迫症状 (アッパクショウジョウ)	Triệu chứng chèn ép
アテローム性動脈硬化 (セイドウミャクコウカ)	Sơ vữa động mạch
アドヒアランス	Tuân thủ đúng chỉ định thuốc
アトピー性皮膚炎 (セイヒフエン)	Viêm da, dị ứng da
アナフィラキシーショック	Sốc phản vệ
アブミ骨 (コツ)	Xương bàn đạp
アミノグリコシド系抗生物質 (ケイコウセイブッシツ)	Kháng sinh aminoglycoside
アリス鉗子 (カンシ)	Kẹp da
アルコール依存症 (イゾンショウ)	Nghiện rượu
アルドステロン	Aldosterone
アルブミン	Albumin
アレルギー性結膜炎 (セイケツマクエン)	Viêm kết mạc dị ứng

アレルギー性鼻炎 (セイビエン)	Viêm mũi dị ứng
アレルゲン	Chất gây dị ứng
アンフェタミン系製剤 (ケイセイザイ)	Thuốc hệ Amphetamine
アンモニア	Amonia

【イ】

胃 (イ)	Dạ dày
E型肝炎 (ガタカンエン)	Viêm gan E
胃液の分泌低下 (イエキ ブンピツテイカ)	Giảm tiết dịch dạ dầy
胃潰瘍 (イカイヨウ)	Viêm dạ dầy
胃拡張 (イカクチョウ)	Chướng bụng
胃下垂 (イカスイ)	Sa dạ dày
胃癌 (イガン)	Ung thư dạ dày
易感染傾向 (イカンセンケイコウ)	Dễ cảm nhiễm
息切れ (イキギ)	Sự khó thở
胃痙攣 (イケイレン)	Co thắt dạ dày
胃石 (イセキ)	Sỏi dạ dầy
イタイイタイ病 (ビョウ)	Bệnh itai itai (nhiễm độc cadmium ở xương)
1型糖尿病 (ガタトウニョウビョウ)	Bệnh tiểu đường loại 1
一過性脳虚血発作 (イッカセイノウキョケツホッサ)	Cơn thiếu máu thoáng qua
一般外科 (イッパンゲカ)	Phẫu thuật đại cương

(イ) 日-越 (NHẬT-VIỆT)

一般病院 (イッパンビョウイン)	Bệnh viện đa khoa
遺伝子疾患 (イデンシシッカン)	Rối loạn di truyền
遺伝子治療 (イデンシチリョウ)	Liệu pháp gen
遺伝子の構成 (イデンシ コウセイ)	Cấu trúc của gen
遺伝性の遺伝病 (イデンセイ イデンビョウ)	Di truyền bệnh gen
遺伝病 (イデンビョウ)	Bệnh di truyền
胃透視検査 (イトウシケンサ)	Kiểm tra huỳnh quang dạ dày
胃と腸管 (イ チョウカン)	Dạ dày và ruột
いぼ	Hột cơm, mụn cơm
医療過誤 (イリョウカゴ)	Sơ suất y tế, lỗi do y tế
医療看護者 (イリョウカンゴシャ)	Y tá y tế
医療費の支払い (イリョウヒ シハライ)	Thanh toán chi phí y tế
医療用放射線用機械および装置 (イリョウヨウホウシャセンヨウキカイ ソウチ)	Máy móc thiết bị phóng xạ trong y tế
イレウス	Bệnh tắc ruột
陰茎 (インケイ)	Dương vật
インスリン強化療法 (キョウカリョウホウ)	Liệu pháp tăng cường insulin
陰性荷電 (インセイカデン)	Điện tích âm
陰性転移 (インセイテンイ)	Chuyển dịch tiêu cực
咽頭 (イントウ)	Hầu họng
咽頭腫瘍 (イントウシュヨウ)	Khối u hầu

陰嚢 (インノウ)	Bìu
インフォームドコンセント	Đồng ý cho xét nghiệm
インフルエンザ	Cúm
インポテンス	Liệt dương

【ウ】

ウイルス性肝炎 (セイカンエン)	Viêm gan siêu vi
う蝕 (ショク)	Xương mục
うっ血性肝腫大 (ケツセイカンシュダイ)	Gan sung huyết
うっ滞性皮膚炎 (タイセイヒフエン)	Viêm da ứ
欝病・欝状態 (ウツビョウ・ウツジョウタイ)	Bệnh trầm cảm
腕の痛み (ウデ・イタ)	Đau cánh tay
腕のしびれ (ウデ)	Tê cánh tay
運動障害 (ウンドウショウガイ)	Rối loạn vận động
運動の効果 (ウンドウ・コウカ)	Hiệu quả của việc vận động

【エ】

A型肝炎 (ガタカンエン)	Viêm gan A
永久歯（大人の歯）(エイキュウシ・オトナ・ハ)	Răng vĩnh viễn
エイズ関連症候群 (カンレンショウコウグン)	Triệu chứng liên quan tới SIDA
栄養不足 (エイヨウブソク)	Nghèo dinh dưỡng, thiếu dinh dưỡng
栄養補助食品 (エイヨウホジョショクヒン)	Thực phẩm chức năng, thức ăn bổ sung

AED（自動体外式除細動器） <small>ジドウタイガイシキジョサイドウキ</small>	AED(Máy khử rung tim ngoài tự động)
疫学 <small>エキガク</small>	Dịch tễ học
疫学的調査 <small>エキガクテキチョウサ</small>	Điều tra dịch tễ học
X線造影剤 <small>センゾウエイザイ</small>	Chất tương phản bức xạ
X線を使用して胃や大腸の検査を行う装置 <small>セン ショウ イ ダイチョウ ケンサ オコナ ソウチ</small>	Thiết bị đo dạ dày và ruột già bằng X quang
エナメル質 <small>シツ</small>	Men răng
エネルギー摂取制限 <small>セッシュセイゲン</small>	Hạn chế việc nạp năng lượng
嚥下障害（飲み込み障害） <small>エンゲショウガイ ノ コ ショウガイ</small>	Khó nuốt (rối loạn nuốt)
遠視 <small>エンシ</small>	Viễn thị
炎症の治療 <small>エンショウ チリョウ</small>	Điều trị viêm
延髄 <small>エンズイ</small>	Tủy
塩素中毒治療剤 <small>エンソチュウドクチリョウザイ</small>	Thuốc điều trị ngộ độc clo

【オ】

横隔膜 <small>オウカクマク</small>	Màng cơ hoành
横行結腸 <small>オウコウケッチョウ</small>	Kết tràng ngang
横切開 <small>オウセッカイ</small>	Rạch ngang
黄疸 <small>オウダン</small>	Vàng da
嘔吐症状 <small>オウトショウジョウ</small>	Chứng nôn mửa
オキシドール	Ô xy già
悪心 <small>オシン</small>	Nôn ói

汚水トレイ (オスイトレイ)	Khay nước thải
おたふくかぜ (流行性耳下腺炎 リュウコウセイジカセンエン)	Quai bị
おでき	Nhọt
音韻障害 (オンインショウガイ)	Rối loạn về ngữ âm
温熱蕁麻疹 (オンネツジンマシン)	Nhiệt mề đay

【カ ガ】

ガーゼ	Miếng gạc
外耳 (ガイジ)	Tai ngoài
外耳炎 (ガイジエン)	Viêm ống tai ngoài
外耳道 (ガイジドウ)	Ống tai
外耳道湿疹 (ガイジドウシッシン)	Chàm ống tai
外耳道損傷 (ガイジドウソンショウ)	Tổn thương ống tai ngoài
開創器 (カイソウキ)	Dao mổ
回虫 (カイチュウ)	Giun tròn
外反母趾 (ガイハンボシ)	Vẹo ngón chân cái
潰瘍 (カイヨウ)	Loét
潰瘍性大腸炎 (カイヨウセイダイチョウエン)	Viêm loét đại tràng
外来通院 (ガイライツウイン)	Bệnh nhân ngoại trú
解離性健忘 (カイリセイケンボウ)	Mất trí nhớ phân ly
ガウン	Áo choàng

下顎 (カガク)	Hàm dưới
下顎骨 (カガクコツ)	Xương hàm dưới
化学熱傷 (カガクネッショウ)	Bỏng hóa chất
化学物質による食中毒 (カガクブッシツによるショクチュウドク)	Ngộ độc thực phẩm bởi chất hóa học
化学療法 (カガクリョウホウ)	Hóa trị liệu
かかりつけの医師 (イシ)	Bác sỹ riêng, bác sỹ chăm sóc chính
蝸牛 (カギュウ)	Ốc tai
蝸牛神経 (カギュウシンケイ)	Dây thần kinh ốc gai
顎骨骨折 (ガクコツコッセツ)	Vỡ xương hàm
核酸 (カクサン)	Axit nucleic
喀出 (カクシュツ)	Ho ra, khạc ra
拡張型心筋症 (カクチョウガタシンキンショウ)	Chứng cơ tim dãn
顎変形症 (ガクヘンケイショウ)	Hàm biến dạng
角膜 (カクマク)	Giác mạc
角膜炎 (カクマクエン)	Viêm giác mạc
角膜潰瘍 (カクマクカイヨウ)	Loét giác mạc
下行結腸 (カコウケッチョウ)	Kết tràng xuống
下肢静脈瘤 (カシジョウミャクリュウ)	Dãn tĩnh mạch chi dưới
下肢静止不能症候群（むずむず脚症候群） (カシセイシフノウショウコウグン／キャクショウコウグン)	Hội chứng bồn chồn chân

下肢の筋力トレーニング	Tập luyện cơ bắp chân
下肢の骨	Xương cẳng chân
過食症	Ăn quá mức độ
過食症	Chứng háu ăn
下垂体	Tuyến yên
下垂体腫瘍	U tuyến yên
下垂体前葉ホルモン	Hóc môn thùy trước tuyến yên
ガストリン	Gastrin
過多月経	Cường kinh
滑液包炎	Viêm xung quanh xương
血管透過性	Tính thấm thành mạch máu
喀血	Ho ra máu
合併症	Biến chứng
カテーテル	Ống thông
カテーテル検査	Kiểm tra katheter
カテーテルを挿入する	Đặt ống thông
蚊取線香	Nhang muỗi
カネミ油症（PCB中毒症）	Dầu độc hại Kanemi (nhiễm độc hóa chất PCB)
化膿	Sinh mủ
過敏症	Quá mẫn
過敏性腸症候群（IBS）	Hội chứng ruột kích thích

下腹部（カフクブ）	Vùng bụng dưới
仮面様顔貌（カメンヨウガンボウ）	Đeo mặt nạ
空の巣症候群（カラのスショウコウグン）	Hội chứng tổ rỗng
カリウムイオン	Ion kali
カルシウム欠乏（ケツボウ）	Thiếu hụt can xy
加齢黄斑変性（カレイオウハンヘンセイ）	Thoái hóa điểm vàng của mắt do tuổi cao
加齢が心臓と血管に及ぼす影響（カレイがシンゾウとケッカンにオヨぼすエイキョウ）	Ảnh hưởng tới tim mạch do lão hóa
加齢による影響（カレイによるエイキョウ）	Ảnh hưởng do lão hóa
加齢による肝臓への影響（カレイによるカンゾウへのエイキョウ）	Tác dụng trên gan do lão hóa
川崎病（カワサキビョウ）	Bệnh Kawasaki
癌（ガン）	Ung thư
肝炎（カンエン）	Viêm gan
感音性難聴（カンオンセイナンチョウ）	Mất thính giác
眼科（ガンカ）	Nhãn khoa
感覚器官（カンカクキカン）	Cơ quan cảm giác
感覚神経（カンカクシンケイ）	Thần kinh cảm giác
肝機能低下（カンキノウテイカ）	Chức năng gan bị giảm
環境性肺疾患（カンキョウセイハイシッカン）	Bệnh phổi mang tính môi trường
ガングリオン	Hạch
関係妄想（カンケイモウソウ）	Hoang tưởng liên hệ
眼瞼炎（ガンケンエン）	Viêm bờ mi

肝硬変 (カンコウヘン)	Xơ gan
看護診断 (カンゴシンダン)	Chẩn đoán điều dưỡng
肝細胞 (カンサイボウ)	Tế bào gan
鉗子 (カンシ)	Kẹp gắp
患者のカルテ情報 (カンジャのカルテジョウホウ)	Hồ sơ bệnh án của bệnh nhân
冠状動脈 (カンジョウドウミャク)	Động mạch vành
冠状動脈撮影 (カンジョウドウミャクサツエイ)	Chụp động mạch vành
冠状動脈性心臓病 (カンジョウドウミャクセイシンゾウビョウ)	Bệnh tim mạch vành
汗疹（あせも）(カンシン)	Rôm sảy
乾性咳嗽 (カンセイガイソウ)	Ho khan
癌性腫瘍 (ガンセイシュヨウ)	U ung thư
癌性疼痛をもつ患者 (ガンセイトウツウをもつカンジャ)	Bệnh nhân bị đau do ung thư
癌性疼痛 (ガンセイトウツウ)	Đau do ung thư
関節 (カンセツ)	Khớp
関節炎 (カンセツエン)	Viêm khớp
関節リウマチ（RA）(カンセツリウマチ)	Thấp khớp
乾癬 (カンセン)	Bệnh vảy nến
汗腺 (カンセン)	Tuyến mồ hôi
感染症病院 (カンセンショウビョウイン)	Bệnh viện các bệnh truyền nhiễm
感染性関節炎 (カンセンセイカンセツエン)	Viêm khớp do nhiễm khuẩn

<ruby>感染性心内膜炎<rt>カンセンセイシンナイマクエン</rt></ruby>	Viêm niêm mạc tim do nhiễm khuẩn
<ruby>感染流産<rt>カンセンリュウザン</rt></ruby>	Nhiễm khuẩn do sẩy thai
<ruby>肝臓<rt>カンゾウ</rt></ruby>	Gan
<ruby>含嗽<rt>ガンソウ</rt></ruby>	Súc miệng
<ruby>乾燥肌<rt>カンソウハダ</rt></ruby>	Da khô
<ruby>肝胆膵・移植外科<rt>カンタンスイ・イショクゲカ</rt></ruby>	Khoa phẫu thuật ghép gan, mật, tuyến tụy
<ruby>浣腸<rt>カンチョウ</rt></ruby>	Thụt tháo
<ruby>浣腸剤<rt>カンチョウザイ</rt></ruby>	Thuốc thụt tháo
<ruby>癌治療剤<rt>ガンチリョウザイ</rt></ruby>	Thuốc điều trị ung thư
<ruby>冠動脈疾患<rt>カンドウミャクシッカン</rt></ruby>	Bệnh động mạch vành
<ruby>冠動脈のスクリーニング<rt>カンドウミャク</rt></ruby>	Chiếu động mạch vành
<ruby>肝斑<rt>カンパン</rt></ruby>	Đốm nâu
<ruby>肝不全<rt>カンフゼン</rt></ruby>	Suy gan
<ruby>顔面蝶形紅斑<rt>ガンメンチョウケイコウハン</rt></ruby>	Ban đỏ hình cánh bướm trên mặt
<ruby>癌薬物治療科<rt>ガンヤクブツチリョウカ</rt></ruby>	Thuốc điều trị ung thư
<ruby>灌流<rt>カンリュウ</rt></ruby>	Máu, dịch
<ruby>緩和ケア病棟<rt>カンワ　　　ビョウトウ</rt></ruby>	Giường bệnh chăm sóc giảm nhẹ đau đớn cho bệnh nhân

【キ　ギ】

<ruby>既往歴<rt>キオウレキ</rt></ruby>	Bệnh sử
<ruby>記憶障害<rt>キオクショウガイ</rt></ruby>	Suy giảm trí nhớ

器官系（キカンケイ）	Hệ thống cơ quan
気管支拡張症（キカンシカクチョウショウ）	Dãn phế quản
気管支喘息（キカンシゼンソク）	Hen phế quản
気管切開（キカンセッカイ）	Mở khí quản
気胸（キキョウ）	Tràn khí màng phổi
奇形（キケイ）	Dị tật
奇形児（キケイジ）	Con bị dị tật
起座位を保持する（キザイをホジする）	Duy trì tư thế ngồi
寄生虫性脳感染症（キセイチュウセイノウカンセンショウ）	Nhiễm ký sinh trùng não
偽痛風（ギツウフウ）	Bệnh giả gút
吃音症（キツオンショウ）	Nói lắp bắp
亀頭（キトウ）	Bao quy đầu
気道熱傷（キドウネッショウ）	Bỏng khí quản
キヌタ骨（キヌタコツ）	Xương đe
機能性尿失禁（キノウセイニョウシッキン）	Tiểu tiện không tự chủ chức năng
ギプス	Thạch cao
気分障害（キブンショウガイ）	Rối loạn tâm trạng
帰無仮説（キムカセツ）	Giả thuyết
脚開閉（キャクカイヘイ）	Mở và dạng chân
逆転移（ギャクテンイ）	Chuyển dịch ngược

逆流性食道炎	Viêm trào ngược thực quản
嗅覚障害	Rối loạn khứu giác
救急指定病院	Bệnh viện được chỉ định cấp cứu
救急病院	Bệnh viện cấp cứu
吸収不良	Kém hấp thu
急性胃炎	Viêm dạ dày cấp tính
急性腸炎	Viêm ruột cấp tính
急性ウイルス性肝炎	Viêm gan vi rút cấp tính
急性冠症候群	Hội chứng viêm vành cấp tính
急性期脳梗塞	Nhồi máu não cấp tính
急性呼吸促迫症候群	Hội chứng suy hô hấp cấp tính
急性細菌性髄膜炎	Viêm màng não cấp tính do vi khuẩn
急性心筋梗塞	Nhồi máu cơ tim cấp
急性心膜炎	Bệnh màng ngoài tim cấp tính
急性ストレス障害	Rối loạn tress cấp tính
急性腸間膜虚血	Thiếu máu cục bộ mạc treo cấp tính
急性白血病	Bệnh bạch cầu cấp tính
急性副腎不全	Suy thượng thận
急性副鼻腔炎	Viêm xoang cấp tính
急性腹膜炎	Viêm phúc mạc bụng cấp tính
急性放射線症	Nhiễm độc phóng xạ cấp tính

急性・慢性鼻炎	Viêm mũi cấp, mãn tính
急性リンパ性白血病	Bạch cầu nguyên bào cấp tính
急性気管支炎	Viêm phế quản cấp tính
救命救急センター	Trung tâm chăm sóc đặc biệt
急性膵炎	Viêm tụy cấp
急性胆嚢炎	Viêm túi mật cấp
仰臥位	Nằm ngửa
狂牛病（＝BSE）	Bệnh bò điên
虚血性大腸炎	Viêm đại tràng thiếu máu cục bộ
狂犬病	Bệnh chó dại
胸腔	Khoang ngực
胸骨下の絞扼感	Cảm giác đau tức vùng dưới xương ức
頬骨	Xương gò má
胸骨	Xương ức
胸式呼吸	Thở ngực
矯臭剤	Chất gia vị
狭心症	Chứng đau thắt ngực
胸水	Tràn dịch màng phổi
胸腺組織	Tổ chức của tuyến ức
胸椎	Xương ngực
胸痛	Đau ngực

胸痛発作	Cơn đau ngực
胸痛を起こす	Làm đau ngực
強迫性障害	Rối loạn ám ảnh cưỡng chế
恐怖性障害	Rối loạn sợ hãi
胸部の理学療法	Vật lý trị niệu cho ngực
胸膜炎	Chứng sưng màng phổi
胸膜疾患	Bệnh màng phổi
矯味剤	Chất hương liệu
共鳴音	Âm thanh cộng hưởng
局所麻酔剤	Thuốc gây tê tại chỗ
虚血性心疾患	Thiếu máu cục bộ
虚血性脳卒中	Đột quỵ thiếu máu cục bộ
巨細胞性動脈炎	Viêm động mạch tế bào khổng lồ
拒食症(摂食障害)	Chứng chán ăn
巨赤芽球	Nguyên hồng cầu khổng lồ
巨赤芽球性貧血	Thiếu máu cầu khổng lồ
巨大児	Thai to bất thường
筋骨格系	Hệ thống cơ xương
近視	Cận thị
緊張型頭痛	Căng thẳng nhức đầu

筋肉 (キンニク)	Bắp thịt
筋肉痛 (キンニクツウ)	Đau cơ bắp
筋肉の痙攣 (キンニク ケイレン)	Cơ bắp co thắt

【ク グ】

空洞 (クウドウ)	Khoang trống
薬に対するアレルギー (クスリ タイ)	Dị ứng với thuốc
薬の過剰摂取による毒性 (クスリ カジョウセッシュ ドクセイ)	Độc tính do sử dụng thuốc quá nhiều
薬の基礎知識 (クスリ キソチシキ)	Kiến thức cơ bản về thuốc
薬の吸収 (クスリ キュウシュウ)	Sự hấp thu thuốc
薬の相互作用 (クスリ ソウゴサヨウ)	Sự tương tác của thuốc
薬の代謝 (クスリ タイシャ)	Sự chuyển hóa của thuốc
薬の耐性 (クスリ タイセイ)	Sự kháng thuốc
薬の投与法 (クスリ トウヨホウ)	Phương pháp quản lý thuốc
薬の排泄 (クスリ ハイセツ)	Sự bài tiết của thuốc
薬の便益とリスク (クスリ ベンエキ)	Lợi ích và nguy cơ của thuốc
薬の有害反応 (クスリ ユウガイハンノウ)	Phản ứng có hại của thuốc
薬の有害反応の重症度 (クスリ ユウガイハンノウ ジュウショウド)	Mức độ nghiêm trọng của phản ứng có hại của thuốc
薬の有効性と安全性 (クスリ ユウコウセイ アンゼンセイ)	Hiệu quả và an toàn của thuốc
駆虫剤 (クチュウザイ)	Thuốc trừ giun sán
くも状血管腫 (ジョウケッカンシュ)	U mạch máu hình nhện

くも膜下出血	Xuất huyết dưới màng nhện
クラミジア性尿道炎	Viêm niệu đạo khuẩn chlamydia
クレアチニンクリアランス	Độ thanh thải creatinine
黒い舌	Lưỡi đen
クローン病	Bệnh Crohn
燻蒸剤	Thuốc xông khói
群発頭痛	Đau đầu từng cơn

【ケ ゲ】

頚頸部	Cằm cổ
経口血糖降下薬	Thuốc uống giảm đường huyết
形質細胞	Tế bào Plasma
憩室症	Túi thừa
形成外科	Phẫu thuật chỉnh hình
頚動脈狭窄症	Hẹp động mạch cảnh
経皮的冠状動脈形成術 (PTCA)	Phẫu thuật động mạch vành dưới da
経皮的動脈血酸素飽和度	Độ bão hoà oxy trong máu
稽留流産	Thai lưu
けいれん性疾患	Rối loạn co giật
血漿成分	Thành phần huyết tương

毛じらみ	Chấy tóc
血圧下降	Huyết áp thấp
血圧降下剤	Thuốc hạ huyết áp
血圧上昇	Huyết áp tăng
血圧低下	Huyết áp giảm
血液・腫瘍内科	Nội khoa máu-ung bướu
血液凝固	Đông máu
血液凝固因子	Yếu tố đông máu
血液凝固阻止剤	Thuốc chống đông máu
血液疾患	Các chứng bệnh về máu
血液透析	Chạy thận nhân tạo, thẩm tách máu
結核	Bệnh lao
結核療養所	Bệnh viện điều trị lao
血管炎症性疾患	Viêm mạch máu
血管が狭窄する	Mạch máu bị co hẹp
血管拡張	Dãn mạch máu
血管緊張	Trương mạch máu
血管系	Hệ thống mạch máu
血管収縮	Co mạch
血管収縮作用	Tác dụng làm co mạch máu

血管内皮細胞	Tế bào nội mô mạch máu
月経周期	Chu kỳ kinh nguyệt
月経前症候群	Hội chứng tiền kinh nguyệt
月経痛	Đau bụng kinh
結合組織の自己免疫疾患	Bệnh tự miễn dịch của mô liên kết
血小板	Tiểu cầu
血清カリウム	Kali huyết thanh
血清蛋白	Huyết thanh
血清タンパク	Protein huyết tương
血清ナトリウム	Natri huyết thanh
血清リン	Phốt pho huyết thanh
血液腫瘍	U máu
結節性紅斑	Hồng ban nút
血栓症	Huyết khối
血中	Trong máu
血中濃度	Nồng độ trong máu
結腸憩室炎	Viêm túi thừa đại tràng
結腸直腸癌	Ung thư kết tràng
血尿	Tiểu máu
結膜	Kết mạc

血友病 (ケツユウビョウ)	Chứng dễ xuất huyết
解熱鎮痛剤 (ゲネツチンツウザイ)	Thuốc giảm đau hạ sốt
ケロイド	Sẹo lồi
腱炎 (ケンエン)	Viêm gan
肩甲骨 (ケンコウコツ)	Xương bả vai
腱鞘炎 (ケンショウエン)	Viêm bao gân
倦怠感 (ケンタイカン)	Cảm giác mệt mỏi
見当識障害 (ケントウシキショウガイ)	Rối loạn định hướng
原発性肝癌 (ゲンパツセイカンガン)	Ung thư gan nguyên phát
腱反射異常 (ケンハンシャイジョウ)	Phản xạ gân bất thường

【コ ゴ】

誤飲事故 (ゴインジコ)	Nuốt nhầm phải dị vật
口蓋 (コウガイ)	Vòm miệng
公害病 (コウガイビョウ)	Bệnh do ô nhiễm môi trường gây ra
口渇 (コウカツ)	Khô miệng
抗癌剤 (コウガンザイ)	Thuốc chống ung thư
抗菌素血清類 (コウキンソケッセイルイ)	Huyết thanh kháng khuẩn
口腔 (コウクウ)	Vòm miệng
口腔アレルギー症候群 (コウクウ アレルギー ショウコウグン)	Hội chứng dị ứng miệng
口腔癌 (コウクウガン)	Ung thư miệng

口腔外科	Phẫu thuật khoang miệng
口腔灼熱症候群	Chứng khô miệng tuổi mãn kinh
口腔習癖（指しゃぶりなど）	Thói quen xấu trong khoang miệng (ví dụ: mút tay)
後脛骨筋腱炎	Đau gân xương chầy
高血圧	Cao huyết áp
抗結核剤	Thuốc kháng lao hạch
膠原病	Rối loạn mô liên kết
咬合異常	Tật răng so le
高脂血症	Chứng tăng mỡ trong máu
光視症	Lóa mắt
口臭	Hôi miệng
甲状腺機能亢進症	Bệnh cường tuyến giáp
甲状腺外科	Phẫu thuật tuyến giáp
口唇ヘルペス	Bệnh lở môi
合成麻薬	Ma túy tổng hợp
咬創	Vết cắn của con vật
拘束型心筋症	Cơ tim bị hạn chế
抗体を減少させる	Làm giảm kháng thể
鉤虫	Giun móc
好中球	Bạch cầu trung tính

口中清潔剤	Thuốc làm sạch miệng
口中清涼剤	Thuốc làm mát miệng
硬直	Màng cứng
抗癲癇薬	Thuốc chống động kinh
後天性聴覚障害	Khiếm thính do tai nạn thời thơ ấu
後天性免疫不全症候群（AIDS，HIV）	Hội chứng suy giảm miễn dịch
後頭骨	Xương chẩm
口内炎	Viêm niêm mạc miệng
高尿酸血症（痛風）	Chứng tăng axit uric trong máu (bệnh gout)
更年期障害	Bệnh tiền mãn kinh
更年期症状	Triệu chứng mãn kinh
紅板症	Hồng ban (tổn thương niêm mạc miệng)
抗ヒスタミン剤	Thuốc kháng Histamin
興奮剤	Thuốc gây hưng phấn kích thích
硬膜	Củng mạc, màng cứng
硬膜外麻酔	Gây mê ngoài màng cứng
硬膜外麻酔	Gây tê ngoài màng cứng
硬膜下膿瘍	Viêm mủ dưới màng cứng
硬膜下ブロック	Khối dưới màng cứng
咬耗症	Mòn răng

肛門	Hậu môn
肛門癌	Ung thư hậu môn
肛門周囲腫瘍	Khối u hậu môn
肛門直腸瘻	Lỗ dò hậu môn trực tràng
肛門のかゆみ	Ngứa hậu môn
肛門ポリープ	Polyp hậu môn
抗利尿ホルモン	Hóc môn chống lợi tiểu
高齢者における予防	Phòng ngừa ở người cao tuổi
誤嚥性肺炎	Viêm phổi sặc
鼓音	Tiếng trống
呼吸異常	Hô hấp bất thường
呼吸器系	Hệ hô hấp
呼吸器外科	Phẫu thuật lồng ngực
呼吸器内科	Khoa hô hấp
呼吸困難	Khó thở
呼吸制御	Kiểm soát hơi thở
呼吸不全	Suy hô hấp
呼吸抑制を助ける	Chóng suy hô hấp
コクシジウム症	Cầu trùng
国立高度専門医療センター	Trung tâm y tế nhà nước cấp cao
国立病院・療養所	Bệnh viện, viện an dưỡng quốc gia

鼓室 (コシツ)	Khoang màng nhĩ
骨塩量 (コツエンリョウ)	Lượng muối khoáng trong xương
骨格筋 (コッカクキン)	Cơ xương
骨格筋を弛緩させる薬 (コッカクキンをシカンさせるクスリ)	Thuốc làm dãn cơ xương
骨腫瘍 (コツシュヨウ)	U xương
骨髄 (コツズイ)	Tủy xương
骨髄炎 (コツズイエン)	Nhiễm trùng xương tủy
骨髄腫細胞 (コツズイシュサイボウ)	Tế bào u tủy
骨髄線維症 (コツズイセンイショウ)	Tủy xương xơ hóa
骨髄無形成期 (コツズイムケイセイキ)	Giai đoạn tủy bất sản
骨粗鬆症 (コツソショウショウ)	Bệnh loãng xương
骨粗鬆症 (コツソショウショウ)	Chứng loãng xương
骨粗鬆症外来治療 (コツソショウショウガイライチリョウ)	Điều trị ngoại trú loãng xương
骨盤腹膜炎 (コツバンフクマクエン)	Viêm phúc mạc vùng chậu
骨膜下 (コツマクカ)	Dưới màng xương
骨密度 (コツミツド)	Mật độ xương
骨密度を測定する装置 (コツミツドをソクテイするソウチ)	Thiết bị đo mật độ xương
鼓動 (コドウ)	Sự đập (của tim)
股部白癬 (コブハクセン)	Hắc lào vùng bẹn
鼓膜 (コマク)	Màng nhĩ

鼓膜損傷（コマクソンショウ）	Thủng màng nhĩ
コラーゲン	Collagen
コレラ	Bệnh dịch tả
混合性難聴（コンゴウセイナンチョウ）	Điếc hỗn hợp
昏迷と昏睡（コンメイとコンスイ）	Sững sờ và hôn mê

【サ ザ】

罪業妄想（ザイゴウモウソウ）	Hoang tưởng tự buộc tội
再生不良性貧血（サイセイフリョウセイヒンケツ）	Thiếu máu bất sản
細動脈（サイドウミャク）	Tiểu động mạch
催吐剤（サイトザイ）	Thuốc làm ói ra
臍部（サイブ）	Vùng rốn
細胞質（サイボウシツ）	Tế bào chất
催眠鎮静剤（サイミンチンセイザイ）	Thuốc an thần thôi miên
作業療法（サギョウリョウホウ）（OT）	Lao động trị liệu
鎖骨（サコツ）	Xương đòn
坐骨（ザコツ）	Hông
挫創（ザソウ）	Đụng dập
擦過傷（サッカショウ）	Trầy xước
殺菌剤（サッキンザイ）	Thuốc diệt nấm
殺真菌剤（サッシンキンザイ）	Thuốc trừ ký sinh trùng
殺鼠剤（サッソザイ）	Thuốc diệt chuột

殺虫剤 (サッチュウザイ)	Thuốc trừ sâu
挫滅創 (ザメツソウ)	Vết loét
座薬 (ザヤク)	Thuốc đặt hậu môn
左右両方の足背動脈 (サユウリョウホウノソクハイドウミャク)	Cả 2 bên phải trái của động mạch mu chân
サルモネラ感染症 (カンセンショウ)	Nhiễm khuẩn Salmonella
酸塩基平衡異常 (サンエンキヘイコウイジョウ)	Bất thường của sự cân bằng a xít bazơ
産科医療補償制度 (サンカイリョウホショウセイド)	Chế độ bồi thường y tế sản khoa
三角骨 (サンカクコツ)	Xương hình tam giác
三次救急 (サンジキュウキュウ)	Cấp cứu khẩn cấp
産褥 (サンジョク)	Sau đẻ
産褥期 (サンジョクキ)	Thời kỳ hậu sản
三層構造 (サンソウコウゾウ)	Cấu trúc 3 lớp
酸素吸入 (サンソキュウニュウ)	Thở dưỡng khí, thở ô xy
酸素消費量 (サンソショウヒリョウ)	Lượng oxy tiêu thụ
酸素と二酸化炭素の交換 (サンソとニサンカタンソのコウカン)	Trao đổi oxy và các bon
酸素不足の症状 (サンソブソクノショウジョウ)	Triệu chứng thiếu ô xy
酸素療法 (サンソリョウホウ)	Điều trị bằng ô xy
産婦人科 (サンフジンカ)	Khoa sản phụ
産婦人科検診台 (サンフジンカケンシンダイ)	Bàn nằm thăm khám phụ khoa

【シ ジ】

C型肝炎 (Cガタカンエン)	Viêm gan siêu vi C
耳介 (ジカイ)	Vành tai
紫外線波長 (シガイセンハチョウ)	Tia ánh sáng tử ngoại, tia cực tím bước sóng
歯科口腔外科 (シカコウクウゲカ)	Nha khoa và Phẫu thuật trong miệng
耳下腺 (ジカセン)	Tuyến mang tai
歯科治療後の合併症 (シカチリョウゴのガッペイショウ)	Biến chứng sau khi điều trị nha khoa
弛緩性便秘 (シカンセイベンピ)	Táo bón mất trương lực
死期 (シキ)	Hấp hối
子宮外妊娠破裂 (シキュウガイニンシンハレツ)	Vỡ thai chửa ngoài tử cung
子宮筋腫 (シキュウキンシュ)	U xơ tử cung
子宮頸 (シキュウケイ)	Cổ tử cung
子宮頸最大開口部 (シキュウケイサイダイカイコウブ)	Cổ tử cung mở tối đa
子宮収縮 (シキュウシュウシュク)	Co tử cung
子宮収縮抑制剤 (シキュウシュウシュクヨクセイザイ)	Thuốc giảm co thắt tử cung
子宮収縮良好 (シキュウシュウシュクリョウコウ)	Tử cung co thắt tốt
子宮収縮 (シキュウシュウシュク)	Co thắt tử cung
子宮腫大 (シキュウシュダイ)	Phình đại tử cung
子宮切開 (シキュウセッカイ)	Rạch tử cung
子宮体 (シキュウタイ)	Tử cung

子宮体癌	Ung thư nội mạc tử cung
糸球体基底膜の蛋白透過性亢進	Tăng tính thấm protein của màng đáy cầu thận
子宮底臍高	Đáy tử cung cao
子宮頸癌	Ung thư cổ tử cung
子宮内膜増殖症	Tăng sản nội mạc tử cung
死期を迎える過程	Quá trình chào đón người hấp hối
磁気を利用した画像診断装置	Thiết bị chẩn đoán hình ảnh bằng cách sử dụng từ tính
刺激伝導系	Hệ truyền dẫn kích thích
止血	Cầm máu
耳垢（＝みみあか）	Ráy tai
思考障害	Rối loạn suy nghĩ
思考奔逸	Phân tán tư tưởng
自己回復	Sự phục hồi
自己注射	Tự tiêm
自己防衛機制	Cơ chế tự vệ
歯根膜炎	Viêm nha chu
自殺行動	Hành động tự tử
四肢の痛み	Đau đầu các tứ chi
四肢の疼痛	Đau chân tay
歯周炎	Viêm xung quanh răng
視床下部	Vùng dưới đồi

持針器（ジシンキ）	Kẹp kim khâu
視神経（シシンケイ）	Thần kinh thị giác
歯髄炎（シズイエン）	Viêm tủy răng
耳石系（ジセキケイ）	Hệ thống sỏi tai
自責的な発言（ジセキテキなハツゲン）	Câu nói tự buộc tội mình
自然気胸（シゼンキキョウ）	Tràn khí màng phổi tự phát
事前指示書（アドバンス・ディレクティブ）（ジゼンシジショ）	Chỉ dẫn trước, giới thiệu trước cho người bệnh trước khi người đó rơi vào hôn mê hay mất trí
自然治癒力（シゼンチユリョク）	Chữa bệnh bằng sức mạnh tự nhiên
自然治癒（シゼンチユ）	Chữa lành tự nhiên
自然流産（シゼンリュウザン）	Xảy thai tự nhiên
刺創（シソウ）	Thủng vết thương
歯槽膿瘍（シソウノウヨウ）	Áp xe ổ răng
舌の表面（シタのヒョウメン）	Bề mặt của lưỡi
歯痛（シツウ）	Bệnh đau răng
膝蓋骨（シツガイコツ）	Xương bánh chè
膝関節（シツカンセツ）	Khớp gối
湿潤療法（シツジュンリョウホウ）	Điều trị không làm khô (vết bỏng)
失調症候群（シッチョウショウコウグン）	Hội chứng run
疾病発生の外的要因（シッペイハッセイのガイテキヨウイン）	Yếu tố bên ngoài làm phát sinh bệnh
疾病発生の物理的要因（シッペイハッセイのブツリテキヨウイン）	Yếu tố vật lý làm phát sinh bệnh

疾病分類	Phân loại bệnh
失明	Mù lòa
死と終末期の受容	Chấp nhận cái chết và kỳ cuối của sự sống
歯肉	Lợi răng
歯肉炎	Viêm lợi
死の前に行う選択	Lựa chọn thực hiện trước khi chết
耳鼻咽喉科	Khoa tai mũi họng
しびれ	Tê liệt
ジフテリア	Bạch hầu
自閉症	Bệnh tự kỷ
脂肪肝	Gan nhiễm mỡ
脂肪のかたまり	U mỡ
脂肪分解	Chất béo phân giải
しもやけ	Cước ở chân tay (vì rét)
社会保険	Bảo hiểm xã hội
弱視	Suy giảm thị lực
雀卵斑 (=そばかす)	Tàn nhang
視野欠損	Tầm nhìn bị hạn chế
斜視	Lác mắt
ジャパン・コーマ・スケール (JCS)	Thang điểm hôn mê Nhật Bản (Japan Coma Scale-JCS)

習慣流産	Xảy thai suốt
重症筋無力症	Nhược cơ
縦切開	Rạch dọc
銃創	Vết đạn
重篤な副作用	Tác dụng phụ nghiêm trọng
十二指腸	Hành tá tràng
十二指腸潰瘍	Loét tá tràng
周辺視野欠損	Tầm nhìn xung quanh bị hạn chế
終末期	Thời kỳ cuối của sự sống
終末期の経済的問題	Các vấn đề mang tính tài chính khi hấp hối
終末期の治療選択肢	Điều trị tự chọn khi hấp hối
終末期の法的または倫理的な課題	Các vấn đề pháp lý hay đạo đức trước khi hấp hối
羞明	Sợ ánh sáng
手根管症候群	Hội chứng ống cổ tay
手根骨	Xương cổ tay
出血傾向	Dễ chảy máu
出血症状	Triệu chứng chảy máu
出血性大腸炎	Xuất huyết viêm đại tràng
出血性脳卒中	Đột quỵ xuất huyết
術後嘔気嘔吐	Buồn nôn sau phẫu thuật

術後せん妄 (ジュツゴセンモウ)	Mê sảng sau phẫu thuật
腫瘍 (シュヨウ)	Bứu, bướu, u
腫瘍 (シュヨウ)	Sưng
腫瘍転移 (シュヨウテンイ)	Khối u di căn
循環器内科 (ジュンカンキナイカ)	Nội khoa tim mạch
循環血漿量 (ジュンカンケッショウリョウ)	Lượng huyết tương tuần hoàn
循環血液量 (ジュンカンケツエキリョウ)	Lượng máu tuần hoàn
消炎剤 (ショウエンザイ)	Thuốc chống viêm
障害者施設 (ショウガイシャシセツ)	Cơ sở khuyết tật
障害程度区分認定 (ショウガイテイドクブンニンテイ)	Đánh giá phân loại khuyết tật
消化管外科 (ショウカカンゲカ)	Khoa phẫu thuật đường tiêu hóa
消化管の穿孔 (ショウカカンのセンコウ)	Thủng đường tiêu hóa
消化器 (ショウカキ)	Cơ quan tiêu hóa
消化器外科 (ショウカキゲカ)	Phẫu thuật cơ quan tiêu hóa
消化器内科 (ショウカキナイカ)	Nội khoa cơ quan tiêu hóa
上顎 (ジョウガク)	Hàm trên
上顎癌 (ジョウガクガン)	Ung thư hàm trên
上顎骨 (ジョウガクコツ)	Xương hàm trên
消化性潰瘍穿孔 (ショウカセイカイヨウセンコウ)	Loét thủng dạ dày
上気道閉塞 (ジョウキドウヘイソク)	Tắc nghẽn khí quản
上行結腸 (ジョウコウケッチョウ)	Kết tràng lên

硝子体 (ショウシタイ)	Thủy tinh thể
条虫類 (ジョウチュウルイ) (＝サナダムシ)	Sán dây
小腸 (ショウチョウ)	Ruột non
小腸腫瘍 (ショウチョウシュヨウ)	U ruột non
情動不安 (ジョウドウフアン)	Bồn chồn
消毒 (ショウドク)	Khử trùng
小児科 (ショウニカ)	Khoa nhi
小児外科 (ショウニゲカ)	Khoa phẫu thuật nhi khoa
上部気管損傷 (ジョウブキカンソンショウ)	Viêm khí quản trên
静脈疾患 (ジョウミャクシッカン)	Bệnh của tĩnh mạch
静脈瘤 (ジョウミャクリュウ)	Giãn tĩnh mạch
生薬 (ショウヤク)	Thảo dược
上腕 (ジョウワン)	Cánh tay
上腕骨 (ジョウワンコツ)	Xương cánh tay
初期救急 (ショキキュウキュウ) (一次救急) (イチジキュウキュウ)	Cấp cứu ban đầu
職業性喘息 (ショクギョウセイゼンソク)	Suyễn nghề nghiệp
食中毒 (ショクチュウドク)	Ngộ độc thực phẩm
食道炎 (ショクドウエン)	Viêm thực quản
食道癌 (ショクドウガン)	Ung thư thực quản
食道静脈瘤 (ショクドウジョウミャクリュウ)	Giãn tĩnh mạch thực quản
植皮 (ショクヒ)	Ghép da

褥婦 (ジョクフ)	Thời kỳ ở cữ
食物アレルギー (ショクモツ)	Dị ứng thực phẩm
食物繊維不足 (ショクモツセンイブソク)	Thiếu chất sơ trong thức ăn
初産婦 (ショサンプ)	Thai sản lần đầu
女性会陰の筋肉 (ジョセイエイン の キンニク)	Tầng sinh môn nữ
女性のこころとからだの相談室 (ジョセイ ソウダンシツ)	Phòng tư vấn tâm tư, sức khỏe phụ nữ
女性の脱毛症 (ジョセイ ダツモウショウ)	Chứng rụng tóc của phụ nữ
初乳 (ショニュウ)	Sữa đầu
初乳 (ショニュウ)	Sữa non
徐脈 (ジョミャク)	Nhịp tim
自律神経 (ジリツシンケイ)	Thần kinh tự lập
自律神経系 (ジリツシンケイケイ)	Hệ thần kinh tự trị
自律神経障害 (ジリツシンケイショウガイ)	Rối loạn thần kinh thực vật
白い舌 (シロ シタ)	Lưỡi trắng
脂漏性皮膚炎 (シロウセイヒフエン)	Viêm da tiết bã
腎盂炎 (ジンウエン)	Viêm bể thận
心外膜炎 (シンガイマクエン)	Viêm màng ngoài tim
心窩部 (シンカブ)	Vùng thượng vị
心悸亢進 (シンキコウシン)	Đánh trống ngực
心気性神経症 (シンキセイシンケイショウ)	Chứng loạn thần kinh
心機能解析 (シンキノウカイセキ)	Phân tích chức năng tim

腎機能低下	Suy giảm chức năng thận
心気妄想	Hoang tưởng nghi bệnh
心筋梗塞	Bệnh nhồi máu cơ tim
心筋収縮力	Khả năng co bóp cơ tim
心筋症	Bệnh cơ tim
真菌による皮膚感染症	Nhiễm trùng da do nấm
神経膠腫	U thần kinh đệm
神経性無食欲症	Chán ăn tâm thần
神経内科	Khoa thần kinh học
腎結石	Sỏi thận
腎血流量	Lượng máu qua thận
人工栄養	Dinh dưỡng nhân tạo
人工呼吸	Hô hấp nhân tạo
人工骨頭置換術	Nhân tạo đầu xương đùi
人工多能性幹細胞	Tế bào gốc đa năng cảm ứng
人工妊娠中絶	Phá thai
進行流産	Tiến trình sẩy thai
人工流産	Phá thai
腎細胞癌	Ung thư biểu mô tế bào thận
滲出	Tràn dịch
浸潤する	Xâm nhập

新生児の沐浴（シンセイジのモクヨク）	Tắm cho bé
振戦（シンセン）	Run
腎臓（ジンゾウ）	Thận
心臓血管外科（シンゾウケッカンゲカ）	Khoa phẫu thuật tim mạch
心臓腫瘍（シンゾウシュヨウ）	U tim
心臓と血管の病気（シンゾウとケッカンのビョウキ）	Bệnh tim mạch
腎臓内科（ジンゾウナイカ）	Khoa Thận
心臓のVR画像/CPR画像（シンゾウのガゾウ/ガゾウ）	Hình ảnh VR tim, CPR tim
心臓肥大（シンゾウヒダイ）	Phì đại tim
心臓ペースメーカー（シンゾウペースメーカー）	Máy tạo nhịp tim
心臓弁障害（シンゾウベンショウガイ）	Rối loạn van tim
心臓弁膜症（シンゾウベンマクショウ）	Bệnh van tim
心臓発作（シンゾウホッサ）	Nhồi máu cơ tim
心臓マッサージ（シンゾウマッサージ）	Thao tác cấp cứu hồi sức tim phổi
靭帯（ジンタイ）	Dây chằng (của xương khớp)
身体活動の制限（シンタイカツドウのセイゲン）	Hạn chế của hoạt động thể chất
身体障害（シンタイショウガイ）	Rối loạn cơ thể
身体診察（シンタイシンサツ）	Khám sức khỏe
陣痛期（ジンツウキ）	Kỳ đau đẻ
心停止を起こす（シンテイシをオこす）	Xảy ra cơn đột quỵ
浸透圧利尿（シントウアツリニョウ）	Lợi tiểu thẩm thấu

振動障害 (シンドウショウガイ)	Hội chứng rung
心拍出量 (シンパクシュツリョウ)	Cung lượng tim
心拍出量 (シンパクシュツリョウ)	Cung lượng tim mạch
心拍数(脈拍数) (シンパクスウ(ミャクハクスウ))	Nhịp tim (nhịp mạch)
深部静脈血栓症 (DVT) (シンブジョウミャクケッセンショウ)	Huyết khối tĩnh mạch sâu
心不全 (シンフゼン)	Suy tim
腎不全 (ジンフゼン)	Suy thận
心ブロック (シン)	Khối tim
心房期外収縮 (シンボウキガイシュウシュク)	Sự co nhĩ non
心房筋細胞 (シンボウキンサイボウ)	Tế bào cơ tâm nhĩ
心房細動 (シンボウサイドウ)	Rung tâm nhĩ
心房粗動 (シンボウソドウ)	Cuồng tâm nhĩ
心膜炎 (シンマクエン)	Viêm màng ngoài tim
蕁麻疹 (ジンマシン)	Mày đay
蕁麻疹 (ジンマシン)	Mề đay, nổi mẩn
蕁麻疹 (ジンマシン)	Nổi mề đay
心理的葛藤 (シンリテキカットウ)	Xung đột tâm lý
診療記録 (カルテ) (シンリョウキロク)	Hồ sơ y tế (bệnh án)
心療内科 (シンリョウナイカ)	Khoa y học tâm thần

【ス】

素足(スアシ)	Chân đất
膵炎(スイエン)	Viêm tụy
膵癌(スイガン)	Ung thư tuyến tụy
水晶体(スイショウタイ)	Tinh thể
水素イオン(スイソ)	Ion hidro
膵臓(スイゾウ)	Lá nách
膵臓(スイゾウ)	Tụy tạng
膵臓癌(スイゾウガン)	Ung thư tuyến tụy
膵臓ホルモン剤(スイゾウ...ザイ)	Hóc môn tuyến tụy
水痘(スイトウ)	Bệnh thủy đậu
水頭症(スイトウショウ)	Não úng thủy
膵内インスリン含有量(スイナイ...ガンユウリョウ)	Hàm lượng insulin trong tụy
膵内分泌腫瘍(スイナイブンピシュヨウ)	Khối u nội tiết tụy
睡眠時無呼吸(スイミンジムコキュウ)	Ngừng thở khi ngủ
睡眠時無呼吸症候群(スイミンジムコキュウショウコウグン)	Hội chứng ngưng thở khi ngủ
睡眠導入薬(スイミンドウニュウヤク)	Thuốc ngủ
水溶性薬物の血漿濃度(スイヨウセイヤクブツ...ケッショウノウド)	Nồng độ huyết tương trong nước tăng
ステロイド	Steroid
ストーマ	Lỗ thoát

スポーツ整形外科	Phẫu thuật chỉnh hình thể thao
すり傷	Vết trầy xước

【セ ゼ】

精管	Ống dẫn tinh
性感染症	Bệnh lây truyền qua đường tình dục
性器ヘルペス	Mụn rộp sinh dục
整形外科	Chỉnh hình
整形外科	Khoa chỉnh hình
精子の凍結保存	Bảo quản lạnh tinh trùng
正常骨髄の回復	Phục hồi tủy xương bình thường
生殖補助医療	Y học hỗ trợ sinh sản
精神科	Tâm thần học
精神科神経科	Khoa tâm thần- thần kinh học
精神科病院	Bệnh viện khoa tâm thần
精神科病院	Bệnh viện tâm thần
成人呼吸窮迫症候群	Hội chứng suy hô hấp của người lớn
精神疾患	Bệnh tâm thần
精神疾患の分類と診断	Phân loại và chẩn đoán bệnh tâm thần
精神病床	Giường bệnh chăm sóc bệnh nhân mất trí nhớ

精神賊括作用	Tác dụng kích thích tinh thần
精神保健活動	Hoạt động chăm sóc sức khỏe tinh thần
性的倒錯	Lệch lạc tình dục
性的成熟	Trưởng thành giới tính
性同一性障害	Rối loạn giới tính
性と生殖に関する健康	Sức khỏe liên quan đến tình dục và sinh sản
成乳	Sữa mẹ
精嚢	Túi tinh
性病	Bệnh hoa liễu
性欲変化	Thay đổi ham muốn tình dục
赤色悪露	Sản dịch màu đỏ
脊髄	Tủy sống
脊髄および椎骨の外傷	Chấn thương của tủy sống và cột sống
脊髄くも膜下麻酔	Gây mê cột sống dưới nhện
脊髄外科	Phẫu thuật cột sống
脊髄腫瘍	U tủy sống
脊髄障害	Rối loại tủy sống
脊髄に浸潤する	Xâm nhập vào tủy sống
脊髄変性症	Thoái hóa cột sống
脊髄麻酔	Gây mê tủy sống

脊椎腫瘍（セキツイシュヨウ）	U cột sống
脊椎麻酔（セキツイマスイ）	Gây tê tủy sống
せき止めあめ	Kẹo ngậm chống ho
赤痢（セキリ）	Bệnh kiết lỵ
せつ（＝おでき）	Mụn nhọt
赤褐色悪露少量（セッカッショクオロショウリョウ）	Sản dịch đỏ có một ít
赤血球数（セッケッキュウスウ）（RBC）	Hồng cầu
赤血球（セッケッキュウ）	Tế bào máu đỏ
赤血球膜（セッケッキュウマク）	Màng hồng cầu
摂食障害（セッショクショウガイ）	Rối loạn ăn uống
摂食障害（セッショクショウガイ）	Rối loạn ăn uống bừa bãi
接触性蕁麻疹症候群（セッショクセイジンマシンショウコウグン）	Hội chứng nổi mề đay do tiếp xúc
接触皮膚炎（セッショクヒフエン）	Viêm da tiếp xúc
切創（セッソウ）	Vết rạch, vết chém
舌苔（ゼッタイ）	Lớp phủ của lưỡi
切迫性尿失禁（セッパクセイニョウシッキン）	Tiểu tiện không tự chủ cấp kỳ
切迫早産（セッパクソウザン）	Sinh non
切迫流産（セッパクリュウザン）	Dọa xảy thai
セフェム系抗生物質（ケイコウセイブッシツ）	Kháng sinh Cephem
背もたれ昇降（セ、ショウコウ）	Tựa lưng nâng
繊維芽細胞（センイガサイボウ）	Nguyên bào sợi

前傾姿勢 (ゼンケイシセイ)	Trúi đầu về phía trước
閃光 (センコウ)	Ánh sáng nhấp nháy
穿孔 (センコウ)	Đục lỗ
染色体 (センショクタイ)	Nhiễm sắc thể
染色体異常 (センショクタイイジョウ)	Bất thường nhiễm sắc thể
全身骨シンチグラフィー (ゼンシンコツ)	Chụp phim toàn bộ xương cơ thể
全身性エリテマトーデス (ゼンシンセイ)	Lupus ban đỏ hệ thống
全身性強皮症 (ゼンシンセイキョウヒショウ)	Xơ cứng bì
全身の癌を発見する装置 (ゼンシン ガン ハッケン ソウチ)	Thiết bị dùng để phát hiện ung thư toàn thân
全身麻酔剤 (ゼンシンマスイザイ)	Thuốc gây mê toàn thân
真性尿失禁 (シンセイニョウシッキン)	Tiểu tiện không tự chủ ngoài niệu đạo
喘息 (ゼンソク)	Hen suyễn
喘息症状 (ゼンソクショウジョウ)	Triệu chứng suyễn
喘息様症状 (ゼンソクヨウショウジョウ)	Các triệu chứng bệnh suyễn
仙椎 (センツイ)	Xương cùng
疝痛 (センツウ)	Đau bụng
前庭神経 (ゼンテイシンケイ)	Dây thần kinh tiền đình
先天異常 (センテンイジョウ)	Dị tật bẩm sinh
先天色覚異常 (センテンシキカクイジョウ)	Mù màu bẩm sinh
先天性心疾患 (センテンセイシンシッカン)	Tim bẩm sinh

先天性聴覚障害	Khiếm thính bẩm sinh, điếc bẩm sinh
先天性の遺伝性球状赤血球症	Chứng thiếu máu bẩm sinh
剪刀	Kéo
前頭骨	Xương trán
全般性不安障害	Rối loạn lo âu
喘鳴	Thở khò khè
専門病院	Bệnh viện chuyên khoa
線溶系	Tiêu sợi huyết
戦慄	Run lẩy bẩy
前立腺	Tiền liệt tuyến
前立腺炎	Viêm tuyến tiền liệt
前立腺癌	Ung thư tuyến tiền liệt
前腕	Cẳng tay
前腕骨	Xương cẳng tay

【ソ ゾ】

造影剤（バリウム）	Chất tương phản
騒音性難聴	Mất thính giác do tiếng ồn
臓器	Nội tạng
臓器灌流	Dịch nội tạng
双極性障害（躁うつ病）	Rối loạn lưỡng cực

象牙質	Ngà răng
造血幹細胞移植療法	Phương pháp điều trị cấy ghép tế bào gốc tạo máu
総合病院	Bệnh viện đa khoa
早産	Sinh non
早産児	Trẻ sinh non
創傷	Vết thương
増殖する	Phát triển
装着時	Khi đeo vào
僧帽弁逸脱（MVP）	Sa van 2 lá
僧帽弁逆流	Trào ngược van 2 lá
僧帽弁狭窄	Hẹp van 2 lá
足根管症候群	Hội chứng ống cổ chân
側頭骨	Xương thái dương
足背動脈	Động mạch mu chân
組織や水で詰まっている	Có sự tắc của nước và tổ chức
蘇生	Hồi sức
蘇生処置拒否指示（DNR指示）	Hướng dẫn từ chối điều trị hồi sức (trước khi người bệnh lâm nguy)
足根骨	Cổ chân

【タ ダ】

第三大臼歯 (智歯/親知らず)	Răng hàm thứ 3 (răng trí tuệ, răng khôn)
第一小臼歯	Răng hàm đầu tiên
体温の調節機構	Cơ chế điều hoà thân nhiệt
体温の調節中枢	Trung tâm điều hoà thân nhiệt
体外受精	Thụ tinh trong ống nghiệm
体外診断薬	Thuốc dùng để chẩn đoán trong ống nghiệm
大学病院	Bệnh viện Đại học
体感幻覚	Loạn cảm giác bản thân
胎児死亡	Thai nhi chết
胎児の成熟度	Độ trưởng thành của thai nhi
胎児娩出	Lấy thai ra từ buồng tử cung
代謝	Chuyển hóa
代謝性アシドーシス	Nhiễm a xít chuyển hóa
体重減少	Sụt cân, giảm cân
第10脳神経	Dây thần kinh sọ số 10
大腿骨	Xương đùi
大腿骨の骨密度	Mật độ của xương đùi
大腿動脈	Động mạch đùi
大唾液腺	Tuyến nước bọt lớn

大腸炎 (ダイチョウエン)	Viêm đại tràng
大腸憩室炎 (ダイチョウケイシツエン)	Viêm túi thừa đại tràng
大腸肛門外科 (ダイチョウコウモンゲカ)	Phẫu thuật đại trực tràng
大腸穿孔 (ダイチョウセンコウ)	Thủng đại tràng
大腸（結腸直腸）のポリープ (ダイチョウ ケッチョウチョクチョウ)	Polyp ruột già
大動脈解離 (ダイドウミャクカイリ)	Bóc tách động mạch chủ
大動脈弁逆流 (ダイドウミャクベンギャクリュウ)	Trào ngược động mạch chủ
大動脈弁狭窄 (ダイドウミャクベンキョウサク)	Hẹp van động mạch chủ
大動脈瘤破裂 (ダイドウミャクリュウハレツ)	Vỡ phình động mạch chủ
体内総水分量 (タイナイソウスイブンリョウ)	Lượng nước trong cơ thể
第二乳白歯 (ダイニニュウキュウシ)	Răng hàm thứ 2
胎盤 (タイバン)	Rau thai, rau thai
胎盤娩出 (タイバンベンシュツ)	Lấy rau thai
胎盤娩出後 (タイバンベンシュツゴ)	Sau khi sổ rau thai
胎盤娩出後乳汁分泌 (タイバンベンシュツゴニュウジュウブンピツ)	Tiết sữa sau khi sổ nhau thai
代理懐胎 (ダイリカイタイ)	Mang thai hộ
代理人による意思決定 (ダイリニン / イシケッテイ)	Xác định ý thức của người đại diện
唾液 (ダエキ)	Nước bọt
唾液腺 (ダエキセン)	Tuyến nước bọt
濁音 (ダクオン)	Có âm thanh
ダグラス窩 (カ)	Túi cùng

ダクラス窩膿瘍 (カノウヨウ)	Áp xe Douglas
多血症 (タケツショウ)	Đa hồng cầu
多幸症 (タコウショウ)	Hưng phấn
多胎妊娠防止 (タタイニンシンボウシ)	Ngừa sinh non
正しい運動を選ぶ (タダ/ウンドウ/エラ)	Chọn cách vận động đúng
脱臼 (ダッキュウ)	Trật khớp xương
脱水症 (ダッスイショウ)	Chứng mất nước
妥当性チェック (ダトウセイ)	Kiểm tra tính hợp lệ
多発性骨髄腫 (タハツセイコツズイシュ)	Nhiều u tủy
単回投与 (タンカイトウヨ)	Cho liều duy nhất
胆管と胆嚢の腫瘍 (タンカン/タンノウ/シュヨウ)	Khối u của ống dẫn mật và túi mật
短期記憶障害 (タンキキオクショウガイ)	Rối loạn trí nhớ trong một thời gian ngắn
男性会陰の筋肉 (ダンセイエイン/キンニク)	Tầng sinh môn nam
胆石症 (タンセキショウ)	Chứng sỏi mật
胆石 (タンセキ)	Sỏi mật
短腸症候群 (タンチョウショウコウグン)	Hội chứng ruột ngắn
胆嚢 (タンノウ)	Túi mật
胆嚢炎 (タンノウエン)	Viêm túi mật
胆嚢と胆管 (タンノウ/タンカン)	Túi mật và đường mật

【チ】

チアノーゼ	Chứng xanh da
地域医療支援病院	Bệnh viện hỗ trợ y tế địa phương
知覚障害	Dị cảm
治験ボランティア、被験者	Tình nguyện viên (đối với các thử nghiệm lâm sàng)
治験薬	Loại thuốc mới điều tra nghiên cứu
恥骨	Xương mu, xương vệ
恥骨結節	Đường mu
致死量	Liều lượng gây chết người
地図状舌（＝まだら舌）	Lưỡi có mảng bám
腟	Âm hộ
乳房	Vú
乳房緊満	Không thấy vú
乳房のX線撮影装置	Thiết bị máy chụp X quang vú (MMG)
茶褐色	Màu nâu
着床前診断	Chẩn đoán tiền cấy
着色剤	Chất tạo màu
注察妄想	Hoang tưởng bị theo dõi
中耳	Tai giữa
中耳炎	Viêm tai giữa

(チ) 日－越（NHẬT-VIỆT）

中耳の粘膜	Niêm mạc tai giữa
中心窩	Hố mắt
虫垂炎	Viêm ruột thừa
虫垂炎初期	Viêm ruột thừa thời kỳ đầu
中枢神経系	Hệ thần kinh trung ương
中枢神経系の感染症	Nhiễm trùng hệ thần kinh trung ương
中枢神経障害	Rối loạn thần kinh trung ương
中足骨痛症	Hội chứng đau xương bàn chân
注腸検査	Bơm vào ruột để kiểm tra
中毒性精神病	Rối loạn tâm thần nhiễm độc
昼夜逆転	Ngược ngày đêm
超音波を利用した画像診断装置	Thiết bị chẩn đoán hình ảnh bằng cách siêu âm
蝶形骨	Xương bướm
腸骨	Xương hông
聴診器	Ống nghe
聴神経	Dây thần kinh thính giác
聴神経腫瘍	U dây thần kinh thính giác
腸チフス	Bệnh thương hàn
腸内細菌異常増殖症候群	Hội chứng phát triển quá mức của vi khuẩn đường ruột
腸閉塞（イレウス）	Tắc ruột

直腸 (チョクチョウ)	Trực tràng
直腸炎 (チョクチョウエン)	Viêm niêm mạc trực tràng
直腸癌 (チョクチョウガン)	Ung thư trực tràng
直腸脱 (チョクチョウダツ)	Sa trực tràng
直腸粘膜脱 (チョクチョウネンマクダツ)	Sa niêm mạc trực tràng
直腸ポリープ (チョクチョウ)	Polyp trực tràng
鎮痙剤 (チンケイザイ)	Thuốc chống co thắt
鎮痛作用 (チンツウサヨウ)	Tác dụng giảm đau
鎮痛剤 (チンツウザイ)	Thuốc giảm đau
鎮吐剤 (チントザイ)	Thuốc chống nôn

【ツ】

椎間板ヘルニア (ツイカンバン)	Thoát vị đĩa đệm
椎骨動脈瘤 (ツイコツドウミャクリュウ)	Phình động mạch cột sống
痛風 (ツウフウ)	Bệnh gút
ツチ骨 (コツ)	Xương búa
強いストレス (ツヨ)	Căng thẳng dữ dội

【テ デ】

手足口病 (テアシクチビョウ)	Bệnh tay chân miệng
D型肝炎 (ガタカンエン)	Viêm gan D
帝王切開 (テイオウセッカイ)	Mổ lấy thai

低温熱傷	Bỏng ở nhiệt độ thấp
低血糖	Hạ đường huyết
低コレステロール血症	Cholesterol máu thấp
低出生体重児	Trẻ thiếu cân
低体重児	Bé nhẹ cân
デジタル方式のX線テレビ装置	Thiết bị truyền hình X quang kỹ thuật số
鉄欠乏性貧血	Thiếu máu do thiếu sắt
手と手指の変形	Biến dạng của bàn tay và ngón tay
テトラサイクリン系抗生物質	Kháng sinh tetracycline
手の外傷	Chấn thương của bàn tay
手白癬	Nấm ngoài da tay
手や指の感染症	Nhiễm trùng của bàn tay và ngón tay
転移性肝癌	Ung thư gan di căn
転移性癌	Ung thư di căn
転移性脳腫瘍	khối u não di căn
転移性脳腫瘍	U não di căn
伝音性難聴	Điếc khó nghe, mất thính lực
電解質異常	Điện giải bất thường
転換性障害	Rối loạn chuyển đổi
電気熱傷	Bỏng điện

デング熱	Sốt xuất huyết
伝染性紅斑	Ban đỏ nhiễm khuẩn
伝染性単核球症	Bạch cầu đơn nhiễm khuẩn
点滴治療	Liệu pháp truyền dịch
電動式汚水トレイ	Khay nước thải cơ giới
電動セレクト開脚	Điện chọn vị trí chân
転倒防止	Phòng chống té ngã
点鼻薬	Thuốc nhỏ mũi
癜風	Lang ben

【ト ド】

胴	Eo, bụng
頭蓋内圧	Áp lực nội sọ
動悸	Hồi hộp
動悸	Sự hồi hộp
頭頸部癌	Ung thư đầu và cổ
統合失調症	Bệnh tâm thần phân liệt
統合失調症	Bệnh tinh thần phân liệt
統合失調症	Tâm thần phân liệt
動静脈瘻	Rò động tĩnh mạch
透析	Lọc máu

透析療法 (トウセキリョウホウ)	Điều trị lọc máu
頭頂骨 (トウチョウコツ)	Xương đỉnh
疼痛 (トウツウ)	Đau
疼痛 (トウツウ)	Đau đớn
糖尿病性昏睡 (トウニョウビョウセイコンスイ)	Hôn mê tiểu đường
糖尿病性神経障害 (トウニョウビョウセイシンケイショウガイ)	Rối loạn thần kinh tiểu đường
糖尿病・内分泌・栄養内科 (トウニョウビョウ・ナイブンピ・エイヨウナイカ)	Nội khoa tiểu đường・Nội tiết và・Y học dinh dưỡng
糖尿病末梢神経障害 (トウニョウビョウマッショウシンケイショウガイ)	Rối loạn hệ thần kinh ngoại biên từ bệnh tiểu đường
糖尿病性神経障害 (トウニョウビョウセイシンケイショウガイ)	Rối loạn thần kinh do bệnh tiểu đường gây ra
動物用医薬品 (ドウブツヨウイヤクヒン)	Thuốc thú y
頭部を低位に保つ (トウブをテイイにタモつ)	Để đầu ở vị trí thấp
動脈血酸素分圧 (ドウミャクケツサンソブンアツ)	Áp suất riêng phần của oxy trong máu động mạch.
動脈血酸素飽和度 (ドウミャクケツサンソホウワド)	Độ bão hòa oxy máu động mạch
動脈血中の酸素不足 (ドウミャクケッチュウのサンソブソク)	Thiếu oxy trong máu động mạch
動脈硬化 (ドウミャクコウカ)	Sơ cứng động mạch
動脈瘤 (ドウミャクリュウ)	Phình động mạch chủ
投薬計画 (トウヤクケイカク)	Phác đồ điều trị
投薬量 (トウヤクリョウ)	Dạng bào chế
動揺 (ドウヨウ)	Răng lung lay
投与間隔 (トウヨカンカク)	Khoảng thời gian dùng thuốc

日－越(NHẬT-VIỆT)(ト ド ナ)

投与期間(トウヨキカン)	Thời gian dùng thuốc
毒素類(ドクソルイ)	Độc tố
特定機能病院(トクテイキノウビョウイン)	Bệnh viện điều trị tiên tiến
特発性肺線維症(トクハツセイハイセンイショウ)	Xơ phổi
特許権(トッキョケン)	Quyền sáng chế
特許(トッキョ)による保護(ホゴ)	Bảo vệ bằng sáng chế
突然死(トツゼンシ)	Đột tử
突発性難聴(トッパツセイナンチョウ)	Điếc đột ngột
とびひ(伝染性膿痂疹)(デンセンセイノウカシン)	Ghẻ lở
ドライアイ	Bệnh khô mắt
ドラッグデザイン	Tạo mẫu thuốc
鳥(トリ)インフルエンザ	Dịch cúm gia cầm
頓服薬(トンプクヤク)	Thuốc uống giảm đau

【ナ】

内耳炎(ナイジエン)	Viêm tai trong
内痔核(ナイジカク)(脱肛)(ダッコウ)	Trĩ nội (sa hậu môn)
内視鏡検査(ナイシキョウケンサ)	Nội soi
内視鏡検査(ナイシキョウケンサ)を実施(ジッシ)する	Tiến hành nội soi
内視鏡(ナイシキョウ)による手術療法(シュジュツリョウホウ)	Liệu pháp phẫu thuật nội soi
内反足(ナイハンソク)	Bàn chân vẹo

(ナ ニ) 日－越(NHẬT-VIỆT)

内服(ナイフク)	Uống thuốc
ナトリウムイオン	Ion natri
ナルコレプシー	Chứng ngủ rũ (buồn ngủ, hôn mê)
軟骨(ナンコツ)	Sụn
難病(ナンビョウ)	Bệnh nan y

【ニ】

2型糖尿病(ガタトウニョウビョウ)	Tiểu đường tuýp 2
二次救急(ニジキュウキュウ)	Cấp cứu thứ cấp
日光皮膚炎(ニッコウヒフエン)、日焼(ヒヤ)け	Cháy nắng
日射病(ニッシャビョウ)、熱射病(ネッシャビョウ)	Bệnh say nắng, bệnh say nóng
日本脳炎(ニホンノウエン)	Viêm não Nhật Bản
ニューキノロン系抗菌剤(ケイコウキンザイ)	Kháng sinh mới quinolone
乳犬歯(ニュウケンシ)	Răng nanh sữa
乳汁分泌(ニュウジュウブンピツ)	Hoạt động tiết sữa
乳腺開口(ニュウセンカイコウ)	Thông tuyến sữa
乳腺外科(ニュウセンゲカ)	Phẫu thuật tuyến vú
乳腺外科(ニュウセンゲカ)	Phẫu thuật vú
乳糖不耐症(ニュウトウフタイショウ)	Không hấp thu được sữa
乳幼児健診(ニュウヨウジケンシン)	Khám trẻ sơ sinh
尿管(ニョウカン)	Niệu quản

尿管結石 (ニョウカンケッセキ)	Sỏi thận niệu quản
尿検査 (ニョウケンサ)	Xét nghiệm nước tiểu
尿生成 (ニョウセイセイ)	Hình thành nước tiểu
尿素 (ニョウソ)	U rê
尿素窒素 (ニョウソチッソ)	Ni tơ u rê
尿道 (ニョウドウ)	Niệu đạo
尿路癌 (ニョウロガン)	Ung thư đường tiết niệu
尿路感染 (ニョウロカンセン)	Nhiễm khuẩn đường tiết niệu
尿路感染症 (ニョウロカンセンショウ)	Nhiễm trùng đường tiết niệu
尿路結石 (ニョウロケッセキ)	Sỏi niệu đạo
妊娠高血圧症候群 (ニンシンコウケツアツショウコウグン)	Triệu chứng tăng huyết áp khi mang thai
妊娠中の悪阻 (ニンシンチュウのツワリ)	Ốm nghén
妊娠糖尿病 (ニンシントウニョウビョウ)	Đái tháo đường khi đang mang thai
認知機能 (ニンチキノウ)	Chức năng nhận thức
認知症 (ニンチショウ)	Hội chứng suy giảm trí nhớ
認知症疾患 (ニンチショウシッカン)	Bệnh sa sút trí tuệ
認知症の人の睡眠障害 (ニンチショウのヒトのスイミンショウガイ)	Rối loạn giấc ngủ của người bệnh mất trí nhớ
妊婦における予防 (ニンプにおけるヨボウ)	Phòng ngừa ở phụ nữ mang thai

【ネ】

寝汗 (ネアセ)	Ra mồ hôi ban đêm

熱射病治療剤	Thuốc điều trị đột quỵ nhiệt
熱放散	Phát tán nhiệt
ネフローゼ症候群	Hội chứng thận hư
粘液腫	U niêm
粘液嚢腫	U nang niêm dịch ngón tay
捻挫	Trẹo xương

【ノ】

ノイローゼ	Rối loạn thần kinh
脳下垂体前葉	Thùy trước của tuyến yên
濃褐色	Màu nâu sẫm
脳幹	Thân não
脳機能障害	Rối loạn chức năng của não bộ
脳血流量	Lưu lượng máu não
脳梗塞	Nhồi máu não
脳腫瘍	U não
脳神経	Dây thần kinh sọ não
脳神経外科	Phẫu thuật thần kinh não
脳脊髄	Não tủy
脳脊髄液採取	Lấy dịch não tủy
脳卒中	Đột quỵ

脳卒中	Đứt mạch máu não
脳動静脈奇形	Dị dạng động tĩnh mạch não
脳動脈瘤	Não phình
脳内出血	Xuất huyết não
脳膿瘍	Áp xe não
脳ヘルニア	Thoát vị não
喉と食道	Họng và thực quản
乗り物恐怖	Sợ phương tiện đi lại
ノロウイルス	Vi rut viêm dạ dày - ruột

【ハ バ パ】

パーキンソン病	Bệnh Parkinson's
パーソナリティ障害	Rối loạn nhân cách
肺	Phổi
胚移植	Cấy phôi
肺うっ血	Có tụ huyết trong phổi
肺炎	Viêm phổi
背臥位	Nằm sấp
肺癌	Ung thư phổi
肺気腫	Khí phế thũng
肺胸膜炎	Viêm màng phổi

肺結核（ハイケッカク）	Lao phổi
肺血栓塞栓症（ハイケッセンソクセンショウ）	Nghẽn động mạch phổi do cục máu đông
肺高血圧症（ハイコウケツアツショウ）	Tăng huyết áp động mạch phổi
胚細胞（ハイサイボウ）	Tế bào phôi
肺腫瘍（ハイシュヨウ）	Khối u phổi
肺水腫（ハイスイシュ）	Phù phổi
胚性幹細胞（ハイセイカンサイボウ）	Tế bào gốc
排泄機能（ハイセツキノウ）	Chức năng bài tiết
肺線維症（ハイセンイショウ）	Xơ phổi
肺塞栓症（ハイソクセンショウ）	Phổi tắc nghẹn
肺塞栓症（ハイソクセンショウ）	Thuyên tắc phổi
胚提供（ハイテイキョウ）	Cung cấp phôi
肺動脈塞栓症（ハイドウミャクソクセンショウ）	Tắc mạch phổi
肺動脈弁狭窄（ハイドウミャクベンキョウサク）	Hẹp van động mạch phổi
梅毒（バイドク）	Bệnh giang mai
肺膿瘍（ハイノウヨウ）	Áp xe phổi
肺の病気の検査（ハイノビョウキノケンサ）	Khám bệnh phổi
肺の病気の症状（ハイノビョウキノショウジョウ）	Triệu chứng của bệnh phổi
肺の病気の診断（ハイノビョウキノシンダン）	Chẩn đoán bệnh phổi
肺のリハビリテーション（ハイ）	Phục hồi chức năng của phổi
排便（ハイベン）	Sự bài tiết

排便障害（ハイベンショウガイ）	Khó đi đại tiện
肺胞（ハイホウ）	Phế nang
排卵（ハイラン）	Rụng trứng
パウチ	Hậu môn nhân tạo
歯茎（ハグキ）	Chân răng
爆傷（バクショウ）	Vết thương do nổ
白内障（ハクナイショウ）	Bệnh thủy tinh thể
白斑（ハクハン）	Bạch biến
破傷風（ハショウフウ）	Uốn ván
破水（ハスイ）	Vỡ nước ối
バセドウ病（バセドウビョウ）	Cường giáp tự miễn
8番目の脳神経（バンメノウシンケイ）	Dây thần kinh sọ não số 8
発癌性物質（ハツガンセイブッシツ）	Chất gây ung thư
白血病（ハッケツビョウ）	Bệnh bạch cầu
白血病（ハッケツビョウ）	Bệnh ung thư bạch cầu
白血病細胞（ハッケツビョウサイボウ）	Tế bào bệnh bạch cầu
白血病細胞（ハッケツビョウサイボウ）	Tế bào bệnh máu trắng
パニック障害（パニックショウガイ）	Rối loạn lo sợ
パニック発作（パニックホッサ）	Phát chứng rối loạn hoảng sợ
歯の食いしばり癖（ハノクイシバリクセ）	Thói quen nghiến răng

歯の破折(ハセツ)	Răng gẫy
バラ疹(シン)	Ban đào
パルスオキシメータ	Thiết bị đo ô xy
瘢痕(ハンコン)	Sẹo
反射性尿失禁(ハンシャセイニョウシッキン)	Không kiểm soát được việc đi tiểu
反射性尿失禁(ハンシャセイニョウシッキン)	Tiểu tiện không tự chủ phản xạ
半透明(ハントウメイ)	Bán minh bạch
万能細胞(バンノウサイボウ)	Tế bào chủ
反復投与(ハンプクトウヨ)	Dùng liên tục

【ヒ ビ ピ】

B型肝炎(ガタカンエン)	Viêm gan B
鼻咽腔癌(ビインクウガン)	Ung thư bửu mô mũi họng
鼻咽腔内視鏡(ビインクウナイシキョウ)	Nội soi mũi họng
被害妄想(ヒガイモウソウ)	Hoang tưởng bị hại
被験者識別コード(ヒケンシャシキベツ)	Mã nhận dạng đối tượng
鼻腔(ビクウ)	Khoang mũi
鼻骨(ビコツ)	Xương mũi
膝関節の炎症(ヒザカンセツ エンショウ)	Viêm khớp gối
膝小僧(ヒザコゾウ)	Đầu gối
脾腫(ヒシュ)	Sưng lá nách

鼻出血 (ビシュッケツ)	Chảy máu cam
ヒステリー	Kích động
脾臓 (ヒゾウ)	Lá lách
ひ素中毒治療剤 (ソチュウドクチリョウザイ)	Thuốc điều trị ngộ độc asen
肥大型心筋症 (ヒダイガタシンキンショウ)	Cơ tim phì đại
左下腹部 (ヒダリカフクブ)	Phần bụng trái dưới
左下腹部 (ヒダリカフクブ)	Vùng bụng trái dưới
左季肋部 (ヒダリキロクブ)	Vùng hạ sườn trái
左肩甲部 (ヒダリケンコウブ)	Vùng vai trái
左鼓膜 (ヒダリコマク)	Mành nhĩ trái
左上腸骨棘 (ヒダリジョウチョウコツキョク)	Mào chậu trái trên
左上腹部 (ヒダリジョウフクブ)	Phần bụng trái trên
左上腹部 (ヒダリジョウフクブ)	Vùng bụng trái trên
左側腹部 (ヒダリソクフクブ)	Vùng bụng trái
左腸骨窩部 (ヒダリチョウコツカブ)	Vùng hố chậu trái
左卵巣膿腫 (ヒダリランソウノウシュ)	U nang buồng trứng trái
悲嘆反応 (ヒタンハンノウ)	Phản ứng đau khổ
尾椎 (ビツイ)	Đuôi đốt sống
ヒトの体外受精 (タイガイジュセイ)	Thụ tinh trong ống nghiệm
ヒト胚 (ハイ)	Phôi người

ヒト免疫不全ウイルス	Vi rút làm suy giảm hệ miễn dịch con người
泌尿器科	Khoa tiết niệu
ヒビ割れ	Vết nứt
皮膚炎	Viêm da
皮膚科	Khoa da liễu
皮膚搔痒	Ngứa da
皮膚組織	Mô da
皮膚の色の変化	Thay đổi màu da
皮膚良性腫瘍	U lành tính ở da
飛蚊症	Hiện tượng ruồi bay
鼻閉	Nghẹt mũi, ngạt mũi
肥満（症）	Bệnh béo phì
病気の調査	Điều tra bệnh
表在性血栓静脈炎	Viêm tắc tĩnh mạch nông
病的な細胞	Tế bào bệnh lý
病理診断科	Khoa chẩn đoán bệnh lý
病歴と診察	Tiền sử bệnh và khám bệnh
疲労	Mệt mỏi
鼻漏	Chảy nước mũi
貧血	Thiếu máu

貧血症状	Chứng thiếu máu
ピンセット	Chiếc kẹp bông
頻脈	Nhịp tim nhanh
貧毛症	Lông mi thưa

【フ ブ プ】

ファウラー位にする	Tư thế Fowler
不安神経症	Chứng rối loạn lo âu
不安定狭心症	Đau thắt ngực không ổn định
VSRAD（早期アルツハイマー型認知症検査）	Kiểm tra hội chứng mất trí nhớ sớm
VSRADによる解析情報	Thông tin phân tích dựa theo VSRAD
フィラリア症（犬糸状虫）	Giun chỉ
風疹	Sởi Rubella
風土病	Bệnh dịch
不快な味覚	Mùi vị khó chịu
深く押さえる	Ấn sâu xuống
不可視光線	Tia ánh sáng không nhìn thấy được
腹腔内膿瘍形成	Hình thành mủ trong ổ bụng
副睾丸炎	Viêm mào tinh hoàn
複視	Song thị

腹式呼吸の活用	Thở bụng
副腎	Tuyến thượng thận
副腎癌	Ung thư tuyến thượng thận
副腎皮質	Vỏ thượng thận
副腎皮質ホルモン	Hóc môn tuyến thượng thận
副腎皮質刺激ホルモン	Kích thích tố vỏ thượng thận
腹水貯留時	Khi bị tích nước khoang bụng
腹水の音を確認	Xác nhận âm thanh nước trong bụng
複数回投与	Cho dùng thuốc nhiều liều
腹痛	Đau bụng
副鼻腔腫瘍	Khối u xoang cạnh mũi
副鼻腔嚢胞	Xoang nang
腹部診察法	Phương pháp sờ khám vùng bụng
腹部全体	Toàn thể phần bụng
腹部大動脈	Động mạch chủ bụng
腹部膿瘍	Áp xe bụng
腹部を強めに揺らす	Lắc mạnh bụng
腹壁	Ổ bụng, thành bụng
腹壁切開	Rạch thành bụng
腹壁ヘルニア	Thoát vị bụng

服薬指導（フクヤクシドウ）	Hướng dẫn uống thuốc
服用量、投薬量（フクヨウリョウ、トウヤクリョウ）	Liều lượng
ふくらはぎ	Bắp chân
ふけ症（ショウ）	Tóc có gầu
不正子宮出血（フセイシキュウシュッケツ）	Xuất huyết tử cung bất thường
不正出血（フセイシュッケツ）	Chảy máu bất thường
不整脈（フセイミャク）	Loạn nhịp tim
不整脈治療剤（フセイミャクチリョウザイ）	Thuốc chống loạn nhịp
不妊症（フニンショウ）	Chứng vô sinh
不眠症（フミンショウ）	Bệnh mất ngủ
不眠症（フミンショウ）	Chứng mất ngủ
ブラ	Áo ngực
プラセボ	Hiệu ứng giả dược
ふらつきと失神（シッシン）	Đầu óc quay cuồng và ngất xỉu
ブレブ	Bọt trong phổi
分泌（ブンピツ）	Bài tiết
分娩（ブンベン）	Sinh đẻ
分娩介助（ブンベンカイジョ）	Hỗ trợ sinh
分娩期（ブンベンキ）	Khi đẻ
分娩時出血量（ブンベンジシュッケツリョウ）	Lượng máu mất khi sinh đẻ

分娩所要時間	Thời gian cần để sinh
分娩台	Bàn đẻ

【へ　べ　ぺ】

平滑筋	Cơ trơn (cơ tạng)
閉経	Mãn kinh
閉経後（更年期）骨減少症	Chứng loãng xương sau khi mãn kinh
閉塞性肺疾患	Phổi tắc nghẽn
併用療法	Điều trị phối hợp
ペースメーカ部機能不全	Rối loạn chức năng phần máy tạo nhịp tim
ベーチェット病	Viêm mạch máu
臍	Rốn
ベット上安静	Nghỉ ngơi trên giường
ペニシリン系抗生物質	Kháng sinh Peniciclin
ヘパーデン結節	Thoái hóa khớp
ヘモグロビン	Huyết cầu tố
ヘルニア	Thoát vị đĩa đệm
ヘルパンギーナ	Mụn nước ở họng, hầu, tay chân
ベル麻痺（原因が不明な特発性顔面神経麻痺）	Méo miệng
変形性関節症	Viêm xương khớp

変形性膝関節症	Thoái hóa khớp gối
片頭痛	Đau nửa đầu
鞭虫	Giun trong ruột hút máu
扁桃腺炎	Viêm a-mi-đan
偏平足	Chân dẹp

【ホ ボ】

防衛機制	Cơ chế bảo vệ
縫合	Khâu vết thương
膀胱	Bàng quang
膀胱炎	Viêm bàng quang
縫合不全	Rò rỉ vết khâu
傍糸球体細胞	Tế bào cận tiểu cầu
放射線科	Khoa quang tuyến
放射線科	Khoa tia Xquang
放射線障害	Rối loạn bức xạ
放射線傷害	Tổn thương phóng xạ
放射線熱傷	Bỏng bức xạ
放射線病治療剤	Thuốc trị liệu bệnh bằng xạ quang
放射線療法	Bức xạ trị liệu

放射線療法 (ホウシャセンリョウホウ)	Liệu pháp xạ trị
包帯 (ホウタイ)	Băng bó
防腐剤 (ボウフザイ)	Chất bảo quản
訪問看護 (ホウモンカンゴ)	Điều dưỡng tận nhà
訪問看護師 (ホウモンカンゴシ)	Y tá điều dưỡng tại nhà
ポータブルトイレ	Bô (đi vệ sinh)
ほくろ	Nốt ruồi
歩行困難 (ホコウコンナン)	Việc đi lại gặp trở ngại
歩行練習 (ホコウレンシュウ)	Tập luyện đi bộ
ボコボコという音 (オト)	Âm thanh tiếng bokoboko
母子手帳 (ボシテチョウ)	Sổ theo dõi sức khỏe bà mẹ và trẻ em
母子同室 (ボシドウシツ)	Mẹ ở chung phòng với em bé
ホスピスケア	Chăm sóc cho người nhà có người hấp hối để giảm nhẹ nỗi đau
ホスホマイシン系抗生物質 (ケイコウセイブッシツ)	Kháng sinh Fosfomycin
保存剤 (ホゾンザイ)	Thuốc bảo quản
勃起障害 (ボッキショウガイ)	Rối loạn chức năng cường dương
勃起不全 (ボッキフゼン)	Rối loạn cường dương
発疹 (ホッシン)	Nổi mẩn
発赤 (ホッセキ)	Mẩn đỏ

哺乳類 (ホニュウルイ)	Động vật có vú
骨・関節の感染症 (ホネ・カンセツのカンセンショウ)	Nhiễm trùng xương và khớp
骨の痛み (ホネのイタみ)	Đau xương
骨のX線検査 (ホネのセンケンサ)	Chụp X quang xương
ホメオスタシス（恒常性 コウジョウセイ）	Nội môi
ポリオワクチン	Vác xin bại liệt
本体昇降範囲 (ホンタイショウコウハンイ)	Phạm vi nâng ở thân

【マ】

埋伏歯 (マイフクシ)	Răng không chồi lên khỏi lợi được
巻き爪 (マきヅメ)	Móng mọc ngược
マクロファージ	Đại thực bào
マクロライド系抗生物 (マクロライドケイコウセイブツ)	Kháng sinh macrolide
麻疹（＝はしか）(マシン)	Bệnh sởi
麻疹（＝はしか）(マシン)	Sởi
麻酔科 (マスイカ)	Khoa gây mê
マチュー持針器 (マチュージシンキ)	Kẹp kim khâu
マックバーニー点 (マックバーニーテン)	Điểm McBurney
末梢血管抵抗 (マッショウケッカンテイコウ)	Sức cản mạch ngoại biên
末梢神経 (マッショウシンケイ)	Thần kinh ngoại vi
抹消神経炎 (マッショウシンケイエン)	Viêm thần kinh ngoại biên

末梢神経障害	Rối loạn dây thần kinh ngoại biên
末梢神経障害	Thần kinh ngoại biên
末梢動脈疾患	Bệnh động mạch ngoại biên
末梢動脈閉塞疾患	Bệnh tắc động mạch ngoại biên
末梢循環状態	Tình trạng tuần hoàn ngoại biên
マラリア	Sốt rét
慢性胃炎	Viêm dạ dày mãn tính
慢性甲状腺炎（橋本病）	Viêm tuyến giáp mãn tính (bệnh Hashimoto)
慢性心不全	Suy tim mãn tính
慢性心膜炎	Bệnh màng ngoài tim mạn tính
慢性膵炎	Viêm tụy mạn tính
慢性髄膜炎	Viêm màng não mãn tính
慢性副鼻腔炎	Viêm xoang mãn tính
慢性閉塞性肺疾患（COPD）	Bệnh phổi tắc nghẽn mãn tính
慢性的な高血糖	Tăng đường huyết mãn tính

【ミ】

ミオクローヌス	Giật rung cơ
右片麻痺	Liệt nửa người bên phải
右下腹部	Vùng bụng phải dưới
右季肋部	Vùng hạ sườn phải

右鼓膜 (ミギコマク)	Màng nhĩ phải
右上前腸骨棘 (ミギジョウゼンチョウコツキョク)	Mào chậu phải trên
右上腹部 (ミギジョウフクブ)	Phần bụng phải trên
右上腹部 (ミギジョウフクブ)	Vùng bụng phải trên
右側腹部 (ミギソクフクブ)	Vùng bụng phải
右腸骨窩部 (ミギチョウコツカブ)	Vùng hố chậu phải
未熟児 (ミジュクジ)	Trẻ sinh thiếu cân
水いぼ (ミズいぼ)	Mụn nước
水疱瘡 (ミズボウソウ)	Thủy đậu
水虫 (ミズムシ)	Nấm da chân
水俣病 (ミナマタビョウ)	Bệnh do nhiễm thủy ngân
耳の構造と機能 (ミミのコウゾウとキノウ)	Cấu trúc và chức năng của tai
ミネラル成分 (ミネラルセイブン)	Nguyên tố vi lượng mineral
脈絡膜 (ミャクラクマク)	Màng mạch

【ム】

無為自閉 (ムイジヘイ)	Chứng bệnh mất trí và tự kỷ
無気肺 (ムキハイ)	Xẹp phổi
むくみ	Phù nề
向こう脛 (ムこうズネ)	Ống quyển
霧視 (ムシ)	Nhìn mờ sương

虫刺され	Bị côn trùng cắn
虫刺され	Côn trùng cắn
虫歯	Sâu răng
無毛症	Hói đầu

【メ】

メタンフェタミン	Ma túy đá
目の回りのブツブツ	Phát ban quanh mắt
眩暈	Chóng mặt
メラノーマ（悪性黒色腫）	Khối u ác tính
免疫系	Hệ miễn dịch
免疫・膠原病内科	Khoa miễn dịch, rối loạn mô liên kết
免疫力が低下する	Suy giảm miễn dịch
面皰（＝にきび）	Mụn

【モ】

毛細血管	Mao mạch
網状赤血球	Hồng cầu lưới
毛舌	Lưỡi lông
妄想気分	Tâm trạng hoang tưởng
妄想気分	Tâm trạng ảo tưởng
妄想性障害	Rối loạn hoang tưởng

網膜(モウマク)	Võng mạc
網膜剥離(モウマクハクリ)	Bong võng mạc
毛様体(モウヨウタイ)	Mi
燃え尽き症候群(モエツキショウコウグン)	Hội chứng cháy sạch
モートン病(ビョウ)	U thần kinh gian ngón chân
網膜色素変性(モウマクシキソヘンセイ)	Viêm võng mạc sắc tố
腿(モモ)	Đùi
もやもや病(ビョウ)	Bệnh Moyamoya tắc huyết mạch não gây biến chứng tê liệt

【ヤ】

薬物代謝(ヤクブツタイシャ)	Tốc độ chuyển hóa thuốc
薬物中断(ヤクブツチュウダン)	Ngừng uống thuốc
薬物治療のアドヒアランス(ヤクブツチリョウ)（指示(シジ)の順守(ジュンシュ)）	Tuân thủ theo đúng hướng dẫn sử dụng thuốc trước khi dùng
薬物治療モニタリング(ヤクブツチリョウ)	Giám sát điều trị thuốc
薬物の血中濃度の半減期(ヤクブツ)(ケッチュウノウド)(ハンゲンキ)	Thời gian bán thải của thuốc trong máu
薬物療法(ヤクブツリョウホウ)	Điều trị bằng thuốc
薬用酒(ヤクヨウシュ)	Rượu thuốc
薬力学(ヤクリキガク)	Dược học
薬歴(ヤクレキ)	Lịch sử thuốc
やけど跡(アト)のケア	Chăm sóc vết sẹo bỏng

やけどの応急処置(オウキュウショチ)	Sơ cứu bỏng
やけどの治療体験(チリョウタイケン)	Kinh nghiệm điều trị vết bỏng
やけどの深(フカ)さ	Độ sâu của vết bỏng
やけどの面積(メンセキ)	Diện tích bỏng
夜尿(ヤニョウ)	Đái dầm

【ユ】

有鈎骨(ユウコウコツ)	Xương móc
疣贅(ユウゼイ)	Mụn cóc
有毛細胞(ユウモウサイボウ)	Các tế bào lông
幽門狭窄(ユウモンキョウサク)	Hẹp môn vị
輸液(ユエキ)	Truyền dịch
輸血(ユケツ)	Truyền máu

【ヨ】

溶血性貧血(ヨウケツセイヒンケツ)	Thiếu máu huyết tán
幼児(ヨウジ)の歯(ハ)	Răng sữa
痒疹(ヨウシン)	Ngứa
羊水(ヨウスイ)	Nước ối
羊水検査(ヨウスイケンサ)	Xét nghiệm nước ối
羊水穿刺(ヨウスイセンシ)	Chọc dò nước ối
羊水流出(ヨウスイリュウシュツ)	Vỡ ối

羊水量の異常	Khối lượng nước ối bất thường
陽性転移	Chuyển dịch tích cực
腰椎	Xương cột sống thắt lưng
ヨードチンキ	Cồn
予期できない重篤な副作用	Tác dụng phụ nghiêm trọng mà không ngờ tới
抑うつ	Phiền muộn
良く響く音	Âm thanh vọng
予測できない副作用	Các tác dụng phụ không thể dự đoán
四日市ぜんそく	Bệnh hen suyễn do ô nhiễm
予防医療	Y tế dự phòng
予防接種	Tiêm chủng
予防摂取	Tiêm chủng

【ラ】

卵管	Vòi trứng
ランゲルハンス島	Đảo Langerhans
乱視	Loạn thị
卵巣	Buồng trứng
卵巣癌	Ung thư buồng trứng
卵巣腫瘍	Ung nang buồng trứng

ランダム・サンプリング、無作為抽出(ムサクイチュウシュツ)	Lấy mẫu ngẫu nhiên
ランツ圧痛点(アッツウテン)	Điểm Lanz
卵胞(ランホウ)の発育(ハツイク)	Phát triển trứng

【リ】

リアリティショック	Cú sốc thực tế
リウマチ性(セイ)疾患(シッカン)	Bệnh thấp khớp
リウマチセンター	Trung tâm viêm khớp
リウマチ様(ヨウ)関節炎(カンセツエン)	Viêm khớp dạng thấp
理学療法(リガクリョウホウ)（PT）	Vật lý trị liệu
利尿剤(リニョウザイ)	Thuốc lợi tiểu
リハビリテーション	Phục hồi chức năng
リハビリテーション科(カ)	Khoa phục hồi chức năng
流産(リュウザン)	Sẩy thai
硫酸(リュウサン)モルヒネ	Morphine sulfate
良性(リョウセイ)腫瘍(シュヨウ)	U lành tính
療養型病床(リョウヨウガタビョウショウ)	Giường hồi sức
療養型病床群(リョウヨウガタビョウショウグン)	Bệnh viện điều dưỡng phục hồi chức năng
緑内障(リョクナイショウ)	Bệnh xanh mắt
旅行者下痢症(リョコウシャゲリショウ)	Tiêu chảy của người đi du lịch về
淋菌感染症(リンキンカンセンショウ)	Nhiễm lậu cầu

リンゴ病	Bệnh đỏ hai bên má
臨床有害事象	Biến chứng lâm sàng
リンパ性疾患	Bệnh bạch huyết
リンパ節	Hạch bạch huyết
リンパ組織	Mô bạch huyết
リンパ浮腫	Phù bạch huyết
淋病	Bệnh lậu
倫理委員会	Ban tư vấn đạo đức y tế
倫理的問題	Vấn đề mang tính đạo đức

【ル】

涙嚢炎	Viêm túi lệ
ループス腎炎	Viêm thận Lupus

【レ】

レイノー現象	Hiện tượng Raynaud
裂肛	Nứt hậu môn
裂孔ヘルニア	Toát vị hernia
裂創	Vết rách, rách
レニン	Chất renin

【ロ】

労作性狭心症	Đau thắt ngực do gắng sức

老視 (ロウシ)	Lão thị
老人性聴覚障害 (ロウジンセイチョウカクショウガイ)	Khiếm thính do tuổi già
老人性白内障 (ロウジンセイハクナイショウ)	Đục thủy tinh thể ở người già
老人性疣贅 (ロウジンセイユウゼイ)	Mụn cóc già
老人病院 (ロウジンビョウイン)	Bệnh viện người cao tuổi
肋骨 (ロッコツ)	Xương sườn
濾胞性リンパ腫 (ロホウセイリンパシュ)	U Lympho nang

【ワ】

若はげ (ワカはげ)	Hói đầu sớm
わきが	Hôi nách
脇の下のブツブツ (ワキのシタのブツブツ)	Nách phát ban
ワクチン接種 (ワクチンセッシュ)	Tiêm chủng vắc xin

分野別

日-越

医療用語集

THUẬT NGỮ CHUYÊN NGÀNH Y TẾ

NHẬT - VIỆT

子ども 女性 妊娠 出産

【子どもの病気　Bệnh tật của trẻ em】

奇形児（キケイジ）	Con bị dị tật
吃音症（キツオンショウ）	Nói lắp bắp
巨大児（キョダイジ）	Thai to bất thường
口腔習癖（コウクウシュウヘキ）（指（ユビ）しゃぶりなど）	Thói quen xấu trong khoang miệng (ví dụ: mút tay)
先天異常（センテンイジョウ）	Dị tật bẩm sinh
早産児（ソウザンジ）	Trẻ sinh non
低出生体重児（テイシュッショウタイジュウジ）	Trẻ thiếu cân
低体重児（テイタイジュウジ）	Bé nhẹ cân
未熟児（ミジュクジ）	Trẻ sinh thiếu cân

【女性の病気と妊娠・出産　Bệnh của phụ nữ, thai nghén và sinh đẻ】

過多月経（カタゲッケイ）	Cường kinh
感染流産（カンセンリュウザン）	Nhiễm khuẩn do sẩy thai
稽留流産（ケイリュウリュウザン）	Thai lưu
月経前症候群（ゲッケイゼンショウコウグン）	Hội chứng tiền kinh nguyệt
月経痛（ゲッケイツウ）	Đau bụng kinh
閉経（ヘイケイ）	Mãn kinh
更年期障害（コウネンキショウガイ）	Bệnh tiền mãn kinh
更年期症状（コウネンキショウジョウ）	Triệu chứng mãn kinh
産褥（サンジョク）	Sau đẻ
産褥期（サンジョクキ）	Thời kỳ hậu sản

女性 妊娠 出産

子宮外妊娠破裂 (シキュウガイニンシンハレツ)	Vỡ thai chửa ngoài tử cung
子宮筋腫 (シキュウキンシュ)	U xơ tử cung
子宮収縮 (シキュウシュウシュク)	Co tử cung
子宮収縮良好 (シキュウシュウシュクリョウコウ)	Tử cung co thắt tốt
子宮収縮 (シキュウシュウシュク)	Co thắt tử cung
子宮腫大 (シキュウシュダイ)	Phình đại tử cung
子宮切開 (シキュウセッカイ)	Rạch tử cung
子宮体癌 (シキュウタイガン)	Ung thư nội mạc tử cung
子宮頸癌 (シキュウケイガン)	Ung thư cổ tử cung
子宮内膜増殖症 (シキュウナイマクゾウショクショウ)	Tăng sản nội mạc tử cung
自然流産 (シゼンリュウザン)	Xảy thai tự nhiên
習慣流産 (シュウカンリュウザン)	Xảy thai suốt
褥婦 (ジョクフ)	Thời kỳ ở cữ
初産婦 (ショサンプ)	Thai sản lần đầu
女性のこころとからだの相談室 (ジョセイ／ソウダンシツ)	Phòng tư vấn tâm tư, sức khỏe phụ nữ
女性の脱毛症 (ジョセイ／ダツモウショウ)	Chứng rụng tóc của phụ nữ
人工妊娠中絶 (ジンコウニンシンチュウゼツ)	Phá thai
進行流産 (シンコウリュウザン)	Tiến trình sẩy thai
人工流産 (ジンコウリュウザン)	Phá thai
陣痛期 (ジンツウキ)	Kỳ đau đẻ

赤色悪露 (セキショクオロ)	Sản dịch màu đỏ
赤褐色悪露少量 (セッカッショクオロショウリョウ)	Sản dịch đỏ có một ít
切迫早産 (セッパクソウザン)	Sinh non
切迫流産 (セッパクリュウザン)	Dọa xảy thai
早産 (ソウザン)	Sinh non
体外受精 (タイガイジュセイ)	Thụ tinh trong ống nghiệm
胎児死亡 (タイジシボウ)	Thai nhi chết
胎児の成熟度 (タイジ の セイジュクド)	Độ trưởng thành của thai nhi
胎児娩出 (タイジベンシュツ)	Lấy thai ra từ buồng tử cung
胎盤娩出 (タイバンベンシュツ)	Lấy rau thai
胎盤娩出後 (タイバンベンシュツゴ)	Sau khi sổ rau thai
胎盤娩出後乳汁分泌 (タイバンベンシュツゴニュウジュウブンピツ)	Tiết sữa sau khi sổ nhau thai
代理懐胎 (ダイリカイタイ)	Mang thai hộ
ダクラス窩膿瘍 (カノウヨウ)	Áp xe Douglas
多胎妊娠防止 (タタイニンシンボウシ)	Ngừa sinh non
乳房緊満 (チブサキンマン)	Không thấy vú
帝王切開 (テイオウセッカイ)	Mổ lấy thai
乳汁分泌 (ニュウジュウブンピツ)	Hoạt động tiết sữa
乳腺開口 (ニュウセンカイコウ)	Thông tuyến sữa
妊娠高血圧症候群 (ニンシンコウケツアツショウコウグン)	Triệu chứng tăng huyết áp khi mang thai
妊娠中の悪阻 (ニンシンチュウ の ツワリ)	Ốm nghén

女性　妊娠　出産

妊娠糖尿病 (ニンシントウニョウビョウ)	Đái tháo đường khi đang mang thai
妊婦における予防 (ニンプ...ヨボウ)	Phòng ngừa ở phụ nữ mang thai
破水 (ハスイ)	Vỡ nước ối
左卵巣膿腫 (ヒダリランソウノウシュ)	U nang buồng trứng trái
不正子宮出血 (フセイシキュウシュッケツ)	Xuất huyết tử cung bất thường
不正出血 (フセイシュッケツ)	Chảy máu bất thường
不妊症 (フニンショウ)	Chứng vô sinh
分娩 (ブンベン)	Sinh đẻ
分娩介助 (ブンベンカイジョ)	Hỗ trợ sinh
分娩期 (ブンベンキ)	Khi đẻ
分娩時出血量 (ブンベンジシュッケツリョウ)	Lượng máu mất khi sinh đẻ
分娩所要時間 (ブンベンショヨウジカン)	Thời gian cần để sinh
閉経後（更年期）骨減少症 (ヘイケイゴ コウネンキ コツゲンショウショウ)	Chứng loãng xương sau khi mãn kinh
羊水穿刺 (ヨウスイセンシ)	Chọc dò nước ối
羊水流出 (ヨウスイリュウシュツ)	Vỡ ối
羊水量の異常 (ヨウスイリョウ...イジョウ)	Khối lượng nước ối bất thường
卵巣癌 (ランソウガン)	Ung thư buồng trứng
卵巣腫瘍 (ランソウシュヨウ)	Ung nang buồng trứng
卵胞の発育 (ランホウ...ハツイク)	Phát triển trứng
流産 (リュウザン)	Sẩy thai

【お年寄りの病気　Bệnh của người già】

加齢黄斑変性（カレイオウハンヘンセイ）　Thoái hóa điểm vàng của mắt do tuổi cao

高齢者における予防（コウレイシャ・ヨボウ）　Phòng ngừa ở người cao tuổi

老視（ロウシ）　Lão thị

老人性聴覚障害（ロウジンセイチョウカクショウガイ）　Khiếm thính do tuổi già

老人性白内障（ロウジンセイハクナイショウ）　Đục thủy tinh thể ở người già

老人性疣贅（ロウジンセイユウゼイ）　Mụn cóc già

【男性生殖器の病気　Bệnh cơ quan sinh dục nam giới】

インポテンス　Liệt dương

前立腺炎（ゼンリツセンエン）　Viêm tuyến tiền liệt

前立腺癌（ゼンリツセンガン）　Ung thư tuyến tiền liệt

副睾丸炎（フクコウガンエン）　Viêm mào tinh hoàn

勃起障害（ボッキショウガイ）　Rối loạn chức năng cường dương

勃起不全（ボッキフゼン）　Rối loạn cường dương

【食道・胃・腸・肛門の病気　Bệnh thực quản, dạ dày, ruột, hậu môn】

胃液の分泌低下（イエキ・ブンピツテイカ）　Giảm tiết dịch dạ dày

胃潰瘍（イカイヨウ）　Viêm dạ dầy

胃拡張（イカクチョウ）　Chướng bụng

胃下垂（イカスイ）　Sa dạ dày

胃癌（イガン）　Ung thư dạ dày

食道 胃 腸 肛門

胃痙攣（イケイレン）	Co thắt dạ dày
胃石（イセキ）	Sỏi dạ dầy
イレウス	Bệnh tắc ruột
嚥下障害（エンゲショウガイ）（飲み込み障害（のみこみショウガイ））	Khó nuốt (rối loạn nuốt)
嘔吐症状（オウトショウジョウ）	Chứng nôn mửa
潰瘍性大腸炎（カイヨウセイダイチョウエン）	Viêm loét đại tràng
過敏性腸症候群（カビンセイチョウショウコウグン）（IBS）	Hội chứng ruột kích thích
逆流性食道炎（ギャクリュウセイショクドウエン）	Viêm trào ngược thực quản
吸収不良（キュウシュウフリョウ）	Kém hấp thu
急性胃炎（キュウセイイエン）	Viêm dạ dày cấp tính
急性腸炎（キュウセイチョウエン）	Viêm ruột cấp tính
急性腹膜炎（キュウセイフクマクエン）	Viêm phúc mạc bụng cấp tính
虚血性大腸炎（キョケツセイダイチョウエン）	Viêm đại tràng thiếu máu cục bộ
クローン病（ビョウ）	Bệnh Crohn
憩室症（ケイシツショウ）	Túi thừa
結腸憩室炎（ケッチョウケイシツエン）	Viêm túi thừa đại tràng
結腸直腸癌（ケッチョウチョクチョウガン）	Ung thư kết tràng
肛門癌（コウモンガン）	Ung thư hậu môn
肛門周囲腫瘍（コウモンシュウイシュヨウ）	Khối u hậu môn
肛門直腸瘻（コウモンチョクチョウロウ）	Lỗ dò hậu môn trực tràng

食道 胃 腸 肛門

肛門のかゆみ	Ngứa hậu môn
肛門ポリープ	Polyp hậu môn
弛緩性便秘	Táo bón mất trương lực
十二指腸潰瘍	Loét tá tràng
出血性大腸炎	Xuất huyết viêm đại tràng
消化管の穿孔	Thủng đường tiêu hóa
消化性潰瘍穿孔	Loét thủng dạ dày
小腸腫瘍	U ruột non
食道炎	Viêm thực quản
食道癌	Ung thư thực quản
食道静脈瘤	Giãn tĩnh mạch thực quản
大腸炎	Viêm đại tràng
大腸憩室炎	Viêm túi thừa đại tràng
大腸穿孔	Thủng đại tràng
大腸（結腸直腸）のポリープ	Polyp ruột già
短腸症候群	Hội chứng ruột ngắn
虫垂炎	Viêm ruột thừa
虫垂炎初期	Viêm ruột thừa thời kỳ đầu
腸内細菌異常増殖症候群	Hội chứng phát triển quá mức của vi khuẩn đường ruột
腸閉塞（イレウス）	Tắc ruột

食道 胃 腸 肛門 眼

直腸炎 (チョクチョウエン)	Viêm niêm mạc trực tràng
直腸癌 (チョクチョウガン)	Ung thư trực tràng
直腸脱 (チョクチョウダツ)	Sa trực tràng
直腸粘膜脱 (チョクチョウネンマクダツ)	Sa niêm mạc trực tràng
直腸ポリープ (チョクチョウ)	Polyp trực tràng
内痔核（脱肛）(ナイジカク ダッコウ)	Trĩ nội (sa hậu môn)
乳糖不耐症 (ニュウトウフタイショウ)	Không hấp thu được sữa
排便障害 (ハイベンショウガイ)	Khó đi đại tiện
腹腔内膿瘍形成 (フククウナイノウヨウケイセイ)	Hình thành mủ trong ổ bụng
腹痛 (フクツウ)	Đau bụng
腹部膿瘍 (フクブノウヨウ)	Áp xe bụng
腹壁ヘルニア (フクヘキ)	Thoát vị bụng
ヘルニア	Thoát vị đĩa đệm
慢性胃炎 (マンセイイエン)	Viêm dạ dày mãn tính
幽門狭窄 (ユウモンキョウサク)	Hẹp môn vị
旅行者下痢症 (リョコウシャゲリショウ)	Tiêu chảy của người đi du lịch về
裂肛 (レッコウ)	Nứt hậu môn
裂孔ヘルニア (レッコウ)	Toát vị hernia

【眼の病気　Bệnh mắt】

アレルギー性結膜炎 (セイケツマクエン)	Viêm kết mạc dị ứng

眼

<ruby>遠視<rt>エンシ</rt></ruby>	Viễn thị
<ruby>角膜炎<rt>カクマクエン</rt></ruby>	Viêm giác mạc
<ruby>角膜潰瘍<rt>カクマクカイヨウ</rt></ruby>	Loét giác mạc
<ruby>眼瞼炎<rt>ガンケンエン</rt></ruby>	Viêm bờ mi
<ruby>近視<rt>キンシ</rt></ruby>	Cận thị
<ruby>光視症<rt>コウシショウ</rt></ruby>	Lóa mắt
<ruby>失明<rt>シツメイ</rt></ruby>	Mù lòa
<ruby>弱視<rt>ジャクシ</rt></ruby>	Suy giảm thị lực
<ruby>視野欠損<rt>シヤケッソン</rt></ruby>	Tầm nhìn bị hạn chế
<ruby>斜視<rt>シャシ</rt></ruby>	Lác mắt
<ruby>周辺視野欠損<rt>シュウヘンシヤケッソン</rt></ruby>	Tầm nhìn xung quanh bị hạn chế
<ruby>羞明<rt>シュウメイ</rt></ruby>	Sợ ánh sáng
<ruby>閃光<rt>センコウ</rt></ruby>	Ánh sáng nhấp nháy
<ruby>先天色覚異常<rt>センテンシキカクイジョウ</rt></ruby>	Mù màu bẩm sinh
ドライアイ	Bệnh khô mắt
<ruby>白内障<rt>ハクナイショウ</rt></ruby>	Bệnh thủy tinh thể
<ruby>飛蚊症<rt>ヒブンショウ</rt></ruby>	Hiện tượng ruồi bay
<ruby>複視<rt>フクシ</rt></ruby>	Song thị
<ruby>霧視<rt>ムシ</rt></ruby>	Nhìn mờ sương
<ruby>目<rt>メ</rt></ruby>の<ruby>回<rt>マワ</rt></ruby>りのブツブツ	Phát ban quanh mắt

眼 耳 鼻

眩暈 (メマイ)	Chóng mặt
網膜剥離 (モウマクハクリ)	Bong võng mạc
網膜色素変性 (モウマクシキソヘンセイ)	Viêm võng mạc sắc tố
乱視 (ランシ)	Loạn thị
緑内障 (リョクナイショウ)	Bệnh xanh mắt
涙嚢炎 (ルイノウエン)	Viêm túi lệ

【耳・鼻の病気　Bệnh tai mũi】

アレルギー性鼻炎 (セイビエン)	Viêm mũi dị ứng
外耳炎 (ガイジエン)	Viêm ống tai ngoài
外耳道湿疹 (ガイジドウシッシン)	Chàm ống tai
外耳道損傷 (ガイジドウソンショウ)	Tổn thương ống tai ngoài
感音性難聴 (カンオンセイナンチョウ)	Mất thính giác
嗅覚障害 (キュウカクショウガイ)	Rối loạn khứu giác
急性副鼻腔炎 (キュウセイフクビクウエン)	Viêm xoang cấp tính
急性・慢性鼻炎 (キュウセイ・マンセイビエン)	Viêm mũi cấp, mãn tính
後天性聴覚障害 (コウテンセイチョウカクショウガイ)	Khiếm thính do tai nạn thời thơ ấu
鼓膜損傷 (コマクソンショウ)	Thủng màng nhĩ
混合性難聴 (コンゴウセイナンチョウ)	Điếc hỗn hợp
耳垢 (ジコウ) (=みみあか)	Ráy tai
先天性聴覚障害 (センテンセイチョウカクショウガイ)	Khiếm thính bẩm sinh, điếc bẩm sinh

耳 鼻 口 あご 歯

騒音性難聴 (ソウオンセイナンチョウ)	Mất thính giác do tiếng ồn
中耳炎 (チュウジエン)	Viêm tai giữa
伝音性難聴 (デンオンセイナンチョウ)	Điếc khó nghe, mất thính lực
突発性難聴 (トッパツセイナンチョウ)	Điếc đột ngột
内耳炎 (ナイジエン)	Viêm tai trong
鼻咽腔癌 (ビインクウガン)	Ung thư bửu mô mũi họng
鼻出血 (ビシュッケツ)	Chảy máu cam
鼻閉 (ビヘイ)	Nghẹt mũi, ngạt mũi
鼻漏 (ビロウ)	Chảy nước mũi
副鼻腔腫瘍 (フクビクウシュヨウ)	Khối u xoang cạnh mũi
副鼻腔嚢胞 (フクビクウノウホウ)	Xoang nang
慢性副鼻腔炎 (マンセイフクビクウエン)	Viêm xoang mãn tính
有毛細胞 (ユウモウサイボウ)	Các tế bào lông

【口・あご・歯の病気　Bệnh miệng, cằm, răng】

赤い舌 (アカいシタ)	Lưỡi đỏ
咽頭腫瘍 (イントウシュヨウ)	Khối u hầu
う蝕 (うショク)	Xương mục
エナメル質 (エナメルシツ)	Men răng
顎骨骨折 (ガクコツコッセツ)	Vỡ xương hàm
顎変形症 (ガクヘンケイショウ)	Hàm biến dạng

口 あご 歯

黒い舌（クロいシタ）	Lưỡi đen
口渇（コウカツ）	Khô miệng
口腔癌（コウクウガン）	Ung thư miệng
口腔灼熱症候群（コウクウシャクネツショウコウグン）	Chứng khô miệng tuổi mãn kinh
咬合異常（コウゴウイジョウ）	Tật răng so le
口臭（コウシュウ）	Hôi miệng
口内炎（コウナイエン）	Viêm niêm mạc miệng
紅板症（コウバンショウ）	Hồng ban (tổn thương niêm mạc miệng)
咬耗症（コウモウショウ）	Mòn răng
歯科治療後の合併症（シカチリョウゴのガッペイショウ）	Biến chứng sau khi điều trị nha khoa
歯根膜炎（シコンマクエン）	Viêm nha chu
歯周炎（シシュウエン）	Viêm xung quanh răng
歯髄炎（シズイエン）	Viêm tủy răng
歯槽膿瘍（シソウノウヨウ）	Áp xe ổ răng
歯痛（シツウ）	Bệnh đau răng
歯肉炎（シニクエン）	Viêm lợi
上顎癌（ジョウガクガン）	Ung thư hàm trên
白い舌（シロいシタ）	Lưỡi trắng
舌苔（ゼツタイ）	Lớp phủ của lưỡi
地図状舌（チズジョウゼツ）（＝まだら舌（シタ））	Lưỡi có mảng bám

粘液嚢腫（ネンエキノウシュ）	U nang niêm dịch ngón tay
歯の食いしばり癖（ハのクいしばりクセ）	Thói quen nghiến răng
歯の破折（ハのハセツ）	Răng gẫy
埋伏歯（マイフクシ）	Răng không chồi lên khỏi lợi được
虫歯（ムシバ）	Sâu răng
毛舌（モウゼツ）	Lưỡi lông

【のどの病気　Bệnh về họng】

誤飲事故（ゴインジコ）	Nuốt nhầm phải dị vật
扁桃腺炎（ヘントウセンエン）	Viêm a-mi-đan

【皮膚の病気　Bệnh về da】

赤ら顔（アカらガオ）	Đỏ mặt
悪性円形脱毛症（アクセイエンケイダツモウショウ）	Rụng tóc ác tính
アトピー性皮膚炎（セイヒフエン）	Viêm da, dị ứng da
いぼ	Hột cơm, mụn cơm
うっ滞性皮膚炎（タイセイヒフエン）	Viêm da ứ
黄疸（オウダン）	Vàng da
おでき	Nhọt
温熱蕁麻疹（オンネツジンマシン）	Nhiệt mề đay
汗疹（あせも）（カンシン）	Rôm sảy
乾癬（カンセン）	Bệnh vảy nến

皮膚

乾燥肌（カンソウハダ）	Da khô
肝斑（カンパン）	Đốm nâu
結節性紅斑（ケッセツセイコウハン）	Hồng ban nút
ケロイド	Sẹo lồi
股部白癬（コブハクセン）	Hắc lào vùng bẹn
しもやけ	Cước ở chân tay (vì rét)
雀卵斑（ジャクランハン）(=そばかす)	Tàn nhang
脂漏性皮膚炎（シロウセイヒフエン）	Viêm da tiết bã
真菌による皮膚感染症（シンキンによるヒフカンセンショウ）	Nhiễm trùng da do nấm
蕁麻疹（ジンマシン）	Mày đay
蕁麻疹（ジンマシン）	Mề đay, nổi mẩn
蕁麻疹（ジンマシン）	Nổi mề đay
せつ（＝おでき）	Mụn nhọt
接触性蕁麻疹症候群（セッショクセイジンマシンショウコウグン）	Hội chứng nổi mề đay do tiếp xúc
接触皮膚炎（セッショクヒフエン）	Viêm da tiếp xúc
全身性強皮症（ゼンシンセイキョウヒショウ）	Xơ cứng bì
チアノーゼ	Chứng xanh da
手白癬（テハクセン）	Nấm ngoài da tay
伝染性紅斑（デンセンセイコウハン）	Ban đỏ nhiễm khuẩn
癜風（デンプウ）	Lang ben

皮膚

日光皮膚炎、日焼け	Cháy nắng
白斑	Bạch biến
瘢痕	Sẹo
ヒビ割れ	Vết nứt
皮膚炎	Viêm da
皮膚搔痒	Ngứa da
皮膚の色の変化	Thay đổi màu da
皮膚良性腫瘍	U lành tính ở da
貧毛症	Lông mi thưa
ふけ症	Tóc có gầu
ほくろ	Nốt ruồi
発疹	Nổi mẩn
発赤	Mẩn đỏ
巻き爪	Móng mọc ngược
水いぼ	Mụn nước
水虫	Nấm da chân
虫刺され	Bị côn trùng cắn
虫刺され	Côn trùng cắn
無毛症	Hói đầu
メラノーマ（悪性黒色腫）	Khối u ác tính

皮膚　感染症　食中毒

面皰（＝にきび）	Mụn
やけど跡のケア	Chăm sóc vết sẹo bỏng
やけどの応急処置	Sơ cứu bỏng
やけどの治療体験	Kinh nghiệm điều trị vết bỏng
やけどの深さ	Độ sâu của vết bỏng
やけどの面積	Diện tích bỏng
疣贅	Mụn cóc
痒疹	Ngứa
若はげ	Hói đầu sớm
わきが	Hôi nách
脇の下のブツブツ	Nách phát ban

【感染症・食中毒など　Bệnh truyền nhiễm, ngộ độc thức ăn】

頭じらみ	Chấy
E型肝炎	Viêm gan E
易感染傾向	Dễ cảm nhiễm
イタイイタイ病	Bệnh itai itai (nhiễm độc cadmium ở xương)
インフルエンザ	Cúm
ウイルス性肝炎	Viêm gan siêu vi
A型肝炎	Viêm gan A
エイズ関連症候群	Triệu chứng liên quan tới SIDA

疫学(エキガク)	Dịch tễ học
疫学的調査(エキガクテキチョウサ)	Điều tra dịch tễ học
おたふくかぜ(流行性耳下腺炎リュウコウセイジカセンエン)	Quai bị
回虫(カイチュウ)	Giun tròn
化学物質(カガクブッシツ)による食中毒(ショクチュウドク)	Ngộ độc thực phẩm bởi chất hóa học
カネミ油症(ユショウ)(PCB中毒症チュウドクショウ)	Dầu độc hại Kanemi (nhiễm độc hóa chất PCB)
川崎病(カワサキビョウ)	Bệnh Kawasaki
寄生虫性脳感染症(キセイチュウセイノウカンセンショウ)	Nhiễm ký sinh trùng não
急性(キュウセイ)ウイルス性肝炎(セイカンエン)	Viêm gan vi rút cấp tính
急性放射線症(キュウセイホウシャセンショウ)	Nhiễm độc phóng xạ cấp tính
狂牛病(キョウギュウビョウ)(=BSE)	Bệnh bò điên
狂犬病(キョウケンビョウ)	Bệnh chó dại
クラミジア性尿道炎(セイニョウドウエン)	Viêm niệu đạo khuẩn chlamydia
毛(ケ)じらみ	Chấy tóc
結核(ケッカク)	Bệnh lao
公害病(コウガイビョウ)	Bệnh do ô nhiễm môi trường gây ra
口唇(コウシン)ヘルペス	Bệnh lở môi
鉤虫(コウチュウ)	Giun móc
後天性免疫不全症候群(コウテンセイメンエキフゼンショウコウグン)(AIDS, HIV)	Hội chứng suy giảm miễn dịch

感染症　食中毒

コクシジウム症	Cầu trùng
コレラ	Bệnh dịch tả
サルモネラ感染症	Nhiễm khuẩn Salmonella
C型肝炎	Viêm gan siêu vi C
ジフテリア	Bạch hầu
条虫類（＝サナダムシ）	Sán dây
食中毒	Ngộ độc thực phẩm
水痘	Bệnh thủy đậu
性感染症	Bệnh lây truyền qua đường tình dục
性器ヘルペス	Mụn rộp sinh dục
性病	Bệnh hoa liễu
赤痢	Bệnh kiết lỵ
戦慄	Run lẩy bẩy
腸チフス	Bệnh thương hàn
手足口病	Bệnh tay chân miệng
D型肝炎	Viêm gan D
手や指の感染症	Nhiễm trùng của bàn tay và ngón tay
デング熱	Sốt xuất huyết
とびひ（伝染性膿痂疹）	Ghẻ lở
鳥インフルエンザ	Dịch cúm gia cầm
日射病、熱射病	Bệnh say nắng, bệnh say nóng

感染症 食中毒

日本脳炎（ニホンノウエン）	Viêm não Nhật Bản
ノロウイルス	Vi rut viêm dạ dày- ruột
梅毒（バイドク）	Bệnh giang mai
破傷風（ハショウフウ）	Uốn ván
バラ疹（シン）	Ban đào
B型肝炎（ガタカンエン）	Viêm gan B
ヒト免疫不全ウイルス（メンエキフゼン）	Vi rút làm suy giảm hệ miễn dịch con người
フィラリア症（ショウ）（犬糸状虫（イヌシジョウチュウ））	Giun chỉ
風疹（フウシン）	Sởi Rubella
ヘルパンギーナ	Mụn nước ở họng, hầu, tay chân
鞭虫（ベンチュウ）	Giun trong ruột hút máu
放射線障害（ホウシャセンショウガイ）	Rối loạn bức xạ
放射線傷害（ホウシャセンショウガイ）	Tổn thương phóng xạ
麻疹（マシン）（＝はしか）	Bệnh sởi
麻疹（マシン）（＝はしか）	Sởi
マラリア	Sốt rét
水疱瘡（ミズボウソウ）	Thủy đậu
水俣病（ミナマタビョウ）	Bệnh do nhiễm thủy ngân
四日市ぜんそく（ヨッカイチ）	Bệnh hen suyễn do ô nhiễm
淋菌感染症（リンキンカンセンショウ）	Nhiễm lậu cầu

リンゴ病（ビョウ）	Bệnh đỏ hai bên má
淋病（リンビョウ）	Bệnh lậu

【外傷　Vết thương ngoài】

化学熱傷（カガクネッショウ）	Bỏng hóa chất
咬創（コウソウ）	Vết cắn của con vật
挫創（ザソウ）	Đụng dập
擦過傷（サッカショウ）	Trầy xước
挫滅創（ザメツソウ）	Vết loét
刺創（シソウ）	Thủng vết thương
銃創（ジュウソウ）	Vết đạn
すり傷（キズ）	Vết trầy xước
脊髄（セキズイ）および椎骨（ツイコツ）の外傷（ガイショウ）	Chấn thương của tủy sống và cột sống
切創（セツソウ）	Vết rạch, vết chém
創傷（ソウショウ）	Vết thương
低温熱傷（テイオンネッショウ）	Bỏng ở nhiệt độ thấp
手（テ）の外傷（ガイショウ）	Chấn thương của bàn tay
電気熱傷（デンキネッショウ）	Bỏng điện
爆傷（バクショウ）	Vết thương do nổ
放射線熱傷（ホウシャセンネッショウ）	Bỏng bức xạ
裂創（レツソウ）	Vết rách, rách

【運動器系の病気　Bệnh liên quan đến hệ vận động】

腕（ウデ）の痛（イタ）み	Đau cánh tay
腕（ウデ）のしびれ	Tê cánh tay
外反母趾（ガイハンボシ）	Vẹo ngón chân cái
滑液包炎（カツエキホウエン）	Viêm xung quanh xương
ガングリオン	Hạch
関節炎（カンセツエン）	Viêm khớp
関節（カンセツ）リウマチ（RA）	Thấp khớp
感染性関節炎（カンセンセイカンセツエン）	Viêm khớp do nhiễm khuẩn
偽痛風（ギツウフウ）	Bệnh giả gút
筋肉痛（キンニクツウ）	Đau cơ bắp
腱炎（ケンエン）	Viêm gan
腱鞘炎（ケンショウエン）	Viêm bao gân
腱反射異常（ケンハンシャイジョウ）	Phản xạ gân bất thường
骨腫瘍（コツシュヨウ）	U xương
骨粗鬆症（コツソショウショウ）	Bệnh loãng xương
骨粗鬆症（コツソショウショウ）	Chứng loãng xương
骨盤腹膜炎（コツバンフクマクエン）	Viêm phúc mạc vùng chậu
四肢（シシ）の痛（イタ）み	Đau đầu các tứ chi
四肢（シシ）の疼痛（トウツウ）	Đau chân tay

運動器

身体障害（シンタイショウガイ）	Rối loạn cơ thể
脊椎腫瘍（セキツイシュヨウ）	U cột sống
足根管症候群（ソクコンカンショウコウグン）	Hội chứng ống cổ chân
脱臼（ダッキュウ）	Trật khớp xương
中足骨痛症（チュウソクコツツウショウ）	Hội chứng đau xương bàn chân
椎間板ヘルニア（ツイカンバン）	Thoát vị đĩa đệm
手と手指の変形（テとテユビのヘンケイ）	Biến dạng của bàn tay và ngón tay
内反足（ナイハンソク）	Bàn chân vẹo
捻挫（ネンザ）	Trẹo xương
膝関節の炎症（ヒザカンセツのエンショウ）	Viêm khớp gối
ヘパーデン結節（ケッセツ）	Thoái hóa khớp
変形性関節症（ヘンケイセイカンセツショウ）	Viêm xương khớp
変形性膝関節症（ヘンケイセイヒザカンセツショウ）	Thoái hóa khớp gối
偏平足（ヘンペイソク）	Chân dẹp
歩行困難（ホコウコンナン）	Việc đi lại gặp trở ngại
骨・関節の感染症（ホネ・カンセツのカンセンショウ）	Nhiễm trùng xương và khớp
骨の痛み（ホネのイタみ）	Đau xương
モートン病（ビョウ）	U thần kinh gian ngón chân
リウマチ性疾患（セイシッカン）	Bệnh thấp khớp
リウマチ様関節炎（ヨウカンセツエン）	Viêm khớp dạng thấp

【循環器の病気　Bệnh về tuần hoàn lưu thông】

悪性リンパ腫（アクセイリンパシュ）	U hạch ác tính
アテローム性動脈硬化（アテロームセイドウミャクコウカ）	Sơ vữa động mạch
拡張型心筋症（カクチョウガタシンキンショウ）	Chứng cơ tim dãn
下肢静脈瘤（カシジョウミャクリュウ）	Dãn tĩnh mạch chi dưới
血管透過性（ケッカントウカセイ）	Tính thấm thành mạch máu
冠状動脈性心臓病（カンジョウドウミャクセイシンゾウビョウ）	Bệnh tim mạch vành
感染性心内膜炎（カンセンセイシンナイマクエン）	Viêm niêm mạc tim do nhiễm khuẩn
冠動脈疾患（カンドウミャクシッカン）	Bệnh động mạch vành
急性冠症候群（キュウセイカンショウコウグン）	Hội chứng viêm vành cấp tính
急性心筋梗塞（キュウセイシンキンコウソク）	Nhồi máu cơ tim cấp
急性心膜炎（キュウセイシンマクエン）	Bệnh màng ngoài tim cấp tính
急性腸間膜虚血（キュウセイチョウカンマクキョケツ）	Thiếu máu cục bộ mạc treo cấp tính
狭心症（キョウシンショウ）	Chứng đau thắt ngực
胸痛（キョウツウ）	Đau ngực
胸痛発作（キョウツウホッサ）	Cơn đau ngực
胸痛を起こす（キョウツウをオこす）	Làm đau ngực
虚血性心疾患（キョケツセイシンシッカン）	Thiếu máu cục bộ
巨細胞性動脈炎（キョサイボウセイドウミャクエン）	Viêm động mạch tế bào khổng lồ
くも状血管腫（くもジョウケッカンシュ）	U mạch máu hình nhện

循環器

頸動脈狭窄症（ケイドウミャクキョウサクショウ）	Hẹp động mạch cảnh
血圧下降（ケツアツカコウ）	Huyết áp thấp
血圧上昇（ケツアツジョウショウ）	Huyết áp tăng
血圧低下（ケツアツテイカ）	Huyết áp giảm
血管炎症性疾患（ケッカンエンショウセイシッカン）	Viêm mạch máu
血管が狭窄する（ケッカンがキョウサクする）	Mạch máu bị co hẹp
血管拡張（ケッカンカクチョウ）	Dãn mạch máu
血管緊張（ケッカンキンチョウ）	Trương mạch máu
血管収縮（ケッカンシュウシュク）	Co mạch
血管収縮作用（ケッカンシュウシュクサヨウ）	Tác dụng làm co mạch máu
高血圧（コウケツアツ）	Cao huyết áp
拘束型心筋症（コウソクガタシンキンショウ）	Cơ tim bị hạn chế
静脈疾患（ジョウミャクシッカン）	Bệnh của tĩnh mạch
静脈瘤（ジョウミャクリュウ）	Giãn tĩnh mạch
徐脈（ジョミャク）	Nhịp tim
心外膜炎（シンガイマクエン）	Viêm màng ngoài tim
心悸亢進（シンキコウシン）	Đánh trống ngực
心筋梗塞（シンキンコウソク）	Bệnh nhồi máu cơ tim
心筋収縮力（シンキンシュウシュクリョク）	Khả năng co bóp cơ tim
心筋症（シンキンショウ）	Bệnh cơ tim
滲出（シンシュツ）	Tràn dịch

循環器

心臓腫瘍（シンゾウシュヨウ）	U tim
心臓と血管の病気（シンゾウとケッカンのビョウキ）	Bệnh tim mạch
心臓肥大（シンゾウヒダイ）	Phì đại tim
心臓弁障害（シンゾウベンショウガイ）	Rối loạn van tim
心臓弁膜症（シンゾウベンマクショウ）	Bệnh van tim
心臓発作（シンゾウホッサ）	Nhồi máu cơ tim
心停止を起こす（シンテイシをオこす）	Xảy ra cơn đột quỵ
深部静脈血栓症（DVT）（シンブジョウミャクケッセンショウ）	Huyết khối tĩnh mạch sâu
心不全（シンフゼン）	Suy tim
心房期外収縮（シンボウキガイシュウシュク）	Sự co nhĩ non
心房細動（シンボウサイドウ）	Rung tâm nhĩ
心房粗動（シンボウソドウ）	Cuồng tâm nhĩ
心膜炎（シンマクエン）	Viêm màng ngoài tim
血栓症（ケッセンショウ）	Huyết khối
先天性心疾患（センテンセイシンシッカン）	Tim bẩm sinh
僧帽弁逸脱（MVP）（ソウボウベンイツダツ）	Sa van 2 lá
僧帽弁逆流（ソウボウベンギャクリュウ）	Trào ngược van 2 lá
僧帽弁狭窄（ソウボウベンキョウサク）	Hẹp van 2 lá
大動脈解離（ダイドウミャクカイリ）	Bóc tách động mạch chủ
大動脈弁逆流（ダイドウミャクベンギャクリュウ）	Trào ngược động mạch chủ
大動脈弁狭窄（ダイドウミャクベンキョウサク）	Hẹp van động mạch chủ

循環器

大動脈瘤破裂 (ダイドウミャクリュウハレツ)	Vỡ phình động mạch chủ
椎骨動脈瘤 (ツイコツドウミャクリュウ)	Phình động mạch cột sống
動悸 (ドウキ)	Hồi hộp
動悸 (ドウキ)	Sự hồi hộp
動静脈瘻 (ドウジョウミャクロウ)	Rò độnng tĩnh mạch
動脈硬化 (ドウミャクコウカ)	Sơ cứng động mạch
動脈瘤 (ドウミャクリュウ)	Phình động mạch chủ
肺血栓塞栓症 (ハイケッセンソクセンショウ)	Nghẽn động mạch phổi do cục máu đông
肺高血圧症 (ハイコウケツアツショウ)	Tăng huyết áp độn g mạch phổi
肺塞栓症 (ハイソクセンショウ)	Phổi tắc nghẹn
肺塞栓症 (ハイソクセンショウ)	Thuyên tắc phổi
肺動脈塞栓症 (ハイドウミャクソクセンショウ)	Tắc mạch phổi
肺動脈弁狭窄 (ハイドウミャクベンキョウサク)	Hẹp van động mạch phổi
脾腫 (ヒシュ)	Sưng lá nách
肥大型心筋症 (ヒダイガタシンキンショウ)	Cơ tim phì đại
表在性血栓静脈炎 (ヒョウザイセイケッセンジョウミャクエン)	Viêm tắc tĩnh mạch nông
頻脈 (ヒンミャク)	Nhịp tim nhanh
不安定狭心症 (フアンテイキョウシンショウ)	Đau thắt ngực không ổn định
不整脈 (フセイミャク)	Loạn nhịp tim
末梢血管抵抗 (マッショウケッカンテイコウ)	Sức cản mạch ngoại biên

末梢動脈疾患（マッショウドウミャクシッカン） — Bệnh động mạch ngoại biên

末梢動脈閉塞疾患（マッショウドウミャクヘイソクシッカン） — Bệnh tắc động mạch ngoại biên

末梢循環状態（マッショウジュンカンジョウタイ） — Tình trạng tuần hoàn ngoại biên

慢性心不全（マンセイシンフゼン） — Suy tim mãn tính

慢性心膜炎（マンセイシンマクエン） — Bệnh màng ngoài tim mạn tính

リンパ性疾患（セイシッカン） — Bệnh bạch huyết

リンパ浮腫（フシュ） — Phù bạch huyết

レイノー現象（ゲンショウ） — Hiện tượng Raynaud

労作性狭心症（ロウサセイキョウシンショウ） — Đau thắt ngực do gắng sức

濾胞性リンパ腫（ロホウセイ・シュ） — U Lympho nang

【呼吸器の病気　Bệnh đường hô hấp】

アスベスト肺（ハイ） — Bệnh phổi Amiăng

息切れ（イキギレ） — Sự khó thở

喀出（カクシュツ） — Ho ra, khạc ra

喀血（カッケツ） — Ho ra máu

環境性肺疾患（カンキョウセイハイシッカン） — Bệnh phổi mang tính môi trường

乾性咳嗽（カンセイガイソウ） — Ho khan

気管支拡張症（キカンシカクチョウショウ） — Dãn phế quản

気管支喘息（キカンシゼンソク） — Hen phế quản

気胸（キキョウ） — Tràn khí màng phổi

呼吸器

気道熱傷 (キドウネッショウ)	Bỏng khí quản
急性呼吸促迫症候群 (キュウセイコキュウソクハクショウコウグン)	Hội chứng suy hô hấp cấp tính
急性気管支炎 (キュウセイキカンシエン)	Viêm phế quản cấp tính
胸骨下の絞扼感 (キョウコツシタのコウヤクカン)	Cảm giác đau tức vùng dưới xương ức
胸水 (キョウスイ)	Tràn dịch màng phổi
胸膜炎 (キョウマクエン)	Chứng sưng màng phổi
胸膜疾患 (キョウマクシッカン)	Bệnh màng phổi
誤嚥性肺炎 (ゴエンセイハイエン)	Viêm phổi sặc
呼吸異常 (コキュウイジョウ)	Hô hấp bất thường
呼吸困難 (コキュウコンナン)	Khó thở
呼吸不全 (コキュウフゼン)	Suy hô hấp
酸素不足の症状 (サンソブソクのショウジョウ)	Triệu chứng thiếu ô xy
自然気胸 (シゼンキキョウ)	Tràn khí màng phổi tự phát
上気道閉塞 (ジョウキドウヘイソク)	Tắc nghẽn khí quản
上部気管損傷 (ジョウブキカンソンショウ)	Viêm khí quản trên
職業性喘息 (ショクギョウセイゼンソク)	Suyễn nghề nghiệp
睡眠時無呼吸 (スイミンジムコキュウ)	Ngừng thở khi ngủ
睡眠時無呼吸症候群 (スイミンジムコキュウショウコウグン)	Hội chứng ngưng thở khi ngủ
成人呼吸窮迫症候群 (セイジンコキュウキュウハクショウコウグン)	Hội chứng suy hô hấp của người lớn
喘息 (ゼンソク)	Hen suyễn

喘息症状 <ruby>ゼンソクショウジョウ</ruby>	Triệu chứng suyễn
喘息様症状 <ruby>ゼンソクヨウショウジョウ</ruby>	Các triệu chứng bệnh suyễn
喘鳴 <ruby>ゼンメイ</ruby>	Thở khò khè
特発性肺線維症 <ruby>トクハツセイハイセンイショウ</ruby>	Xơ phổi
肺うっ血 <ruby>ハイ　　ケツ</ruby>	Có tụ huyết trong phổi
肺炎 <ruby>ハイエン</ruby>	Viêm phổi
肺癌 <ruby>ハイガン</ruby>	Ung thư phổi
肺気腫 <ruby>ハイキシュ</ruby>	Khí phế thũng
肺胸膜炎 <ruby>ハイキョウマクエン</ruby>	Viêm màng phổi
肺結核 <ruby>ハイケッカク</ruby>	Lao phổi
肺腫瘍 <ruby>ハイシュヨウ</ruby>	Khối u phổi
肺水腫 <ruby>ハイスイシュ</ruby>	Phù phổi
肺線維症 <ruby>ハイセンイショウ</ruby>	Xơ phổi
肺膿瘍 <ruby>ハイノウヨウ</ruby>	Áp xe phổi
ブレブ	Bọt trong phổi
閉塞性肺疾患 <ruby>ヘイソクセイハイシッカン</ruby>	Phổi tắc nghẽn
慢性閉塞性肺疾患（COPD） <ruby>マンセイヘイソクセイハイシッカン</ruby>	Bệnh phổi tắc nghẽn mãn tính
無気肺 <ruby>ムキハイ</ruby>	Xẹp phổi

【肝臓・胆嚢・膵臓の病気　Bệnh gan, túi mật, tuyến tụy】

アンモニア	Amonia

肝臓　胆嚢　膵臓

うっ血性肝腫大 (ケツセイカンシュダイ)	Gan sung huyết
肝炎 (カンエン)	Viêm gan
肝機能低下 (カンキノウテイカ)	Chức năng gan bị giảm
肝硬変 (カンコウヘン)	Xơ gan
肝不全 (カンフゼン)	Suy gan
急性膵炎 (キュウセイスイエン)	Viêm tụy cấp
急性胆嚢炎 (キュウセイタンノウエン)	Viêm túi mật cấp
原発性肝癌 (ゲンパツセイカンガン)	Ung thư gan nguyên phát
脂肪肝 (シボウカン)	Gan nhiễm mỡ
膵炎 (スイエン)	Viêm tụy
膵癌 (スイガン)	Ung thư tuyến tụy
膵臓 (スイゾウ)	Lá nách
膵臓癌 (スイゾウガン)	Ung thư tuyến tụy
膵内インスリン含有量 (スイナイ・ガンユウリョウ)	Hàm lượng insulin trong tụy
膵内分泌腫瘍 (スイナイブンピツシュヨウ)	Khối u nội tiết tụy
胆管と胆嚢の腫瘍 (タンカン・タンノウ・シュヨウ)	Khối u của ống dẫn mật và túi mật
胆石症 (タンセキショウ)	Chứng sỏi mật
胆石 (タンセキ)	Sỏi mật
胆嚢炎 (タンノウエン)	Viêm túi mật
転移性肝癌 (テンイセイカンガン)	Ung thư gan di căn

慢性膵炎 (マンセイスイエン) — Viêm tụy mạn tính

ランゲルハンス島 (トウ) — Đảo Langerhans

【腎臓と尿路の病気　Bệnh về thận, đường tiết niệu】

アルドステロン	Aldosterone
機能性尿失禁 (キノウセイニョウシッキン)	Tiểu tiện không tự chủ chức năng
急性副腎不全 (キュウセイフクジンフゼン)	Suy thượng thận
血尿 (ケツニョウ)	Tiểu máu
酸塩基平衡異常 (サンエンキヘイコウイジョウ)	Bất thường của sự cân bằng a xít bazơ
糸球体基底膜の蛋白透過性亢進 (シキュウタイキテイマクのタンパクトウカセイコウシン)	Tăng tính thấm protein của màng đáy cầu thận
腎盂炎 (ジンウエン)	Viêm bể thận
腎機能低下 (ジンキノウテイカ)	Suy giảm chức năng thận
腎結石 (ジンケッセキ)	Sỏi thận
腎細胞癌 (ジンサイボウガン)	Ung thư biểu mô tế bào thận
浸透圧利尿 (シントウアツリニョウ)	Lợi tiểu thẩm thấu
腎不全 (ジンフゼン)	Suy thận
切迫性尿失禁 (セッパクセイニョウシッキン)	Tiểu tiện không tự chủ cấp kỳ
真性尿失禁 (シンセイニョウシッキン)	Tiểu tiện không tự chủ ngoài niệu đạo
尿管結石 (ニョウカンケッセキ)	Sỏi thận niệu quản
尿路癌 (ニョウロガン)	Ung thư đường tiết niệu
尿路感染 (ニョウロカンセン)	Nhiễm khuẩn đường tiết niệu

腎臓 尿路 脳 神経 筋

<ruby>尿路感染症<rt>ニョウロカンセンショウ</rt></ruby>	Nhiễm trùng đường tiết niệu
<ruby>尿路結石<rt>ニョウロケッセキ</rt></ruby>	Sỏi niệu đạo
ネフローゼ<ruby>症候群<rt>ショウコウグン</rt></ruby>	Hội chứng thận hư
<ruby>反射性尿失禁<rt>ハンシャセイニョウシッキン</rt></ruby>	Không kiểm soát được việc đi tiểu
<ruby>反射性尿失禁<rt>ハンシャセイニョウシッキン</rt></ruby>	Tiểu tiện không tự chủ phản xạ
<ruby>副腎癌<rt>フクジンガン</rt></ruby>	Ung thư tuyến thượng thận
<ruby>膀胱炎<rt>ボウコウエン</rt></ruby>	Viêm bàng quang
<ruby>夜尿<rt>ヤニョウ</rt></ruby>	Đái dầm
ループス<ruby>腎炎<rt>ジンエン</rt></ruby>	Viêm thận Lupus

【脳・神経・筋の病気　Bệnh về não, dây thần kinh, cơ】

<ruby>一過性脳虚血発作<rt>イッカセイノウキョケツホッサ</rt></ruby>	Cơn thiếu máu thoáng qua
<ruby>運動障害<rt>ウンドウショウガイ</rt></ruby>	Rối loạn vận động
<ruby>下肢静止不能症候群<rt>カシセイシフノウショウコウグン</rt></ruby>（むずむず<ruby>脚症候群<rt>キャクショウコウグン</rt></ruby>）	Hội chứng bồn chồn chân
<ruby>下垂体腫瘍<rt>カスイタイシュヨウ</rt></ruby>	U tuyến yên
<ruby>仮面様顔貌<rt>カメンヨウガンボウ</rt></ruby>	Đeo mặt nạ
<ruby>記憶障害<rt>キオクショウガイ</rt></ruby>	Suy giảm trí nhớ
<ruby>急性期脳梗塞<rt>キュウセイキノウコウソク</rt></ruby>	Nhồi máu não cấp tính
<ruby>急性細菌性髄膜炎<rt>キュウセイサイキンセイズイマクエン</rt></ruby>	Viêm màng não cấp tính do vi khuẩn
<ruby>虚血性脳卒中<rt>キョケツセイノウソッチュウ</rt></ruby>	Đột quỵ thiếu máu cục bộ

緊張型頭痛（キンチョウガタズツウ）	Căng thẳng nhức đầu
筋肉の痙攣（キンニクのケイレン）	Cơ bắp co thắt
くも膜下出血（くもマクカシュッケツ）	Xuất huyết dưới màng nhện
群発頭痛（グンパツズツウ）	Đau đầu từng cơn
けいれん性疾患（けいれんセイシッカン）	Rối loạn co giật
後脛骨筋腱炎（コウケイコツキンケンエン）	Đau gân xương chầy
硬直（コウチョク）	Màng cứng
硬膜下膿瘍（コウマクカノウヨウ）	Viêm mủ dưới màng cứng
硬膜下ブロック（コウマクカブロック）	Khối dưới màng cứng
昏迷と昏睡（コンメイとコンスイ）	Sững sờ và hôn mê
しびれ	Tê liệt
重症筋無力症（ジュウショウキンムリョクショウ）	Nhược cơ
手根幹症候群（シュコンカンショウコウグン）	Hội chứng ống cổ tay
出血性脳卒中（シュッケツセイノウソッチュウ）	Đột quỵ xuất huyết
自律神経障害（ジリツシンケイショウガイ）	Rối loạn thần kinh thực vật
神経膠腫（シンケイコウシュ）	U thần kinh đệm
振戦（シンセン）	Run
振動障害（シンドウショウガイ）	Hội chứng rung
水頭症（スイトウショウ）	Não úng thủy
脊髄腫瘍（セキズイシュヨウ）	U tủy sống

脳 神経 筋

脊髄障害 (セキズイショウガイ)	Rối loạn tủy sống
脊髄に浸潤する (セキズイにシンジュンする)	Xâm nhập vào tủy sống
脊髄変性症 (セキズイヘンセイショウ)	Thoái hóa cột sống
知覚障害 (チカクショウガイ)	Dị cảm
中枢神経系の感染症 (チュウスウシンケイケイのカンセンショウ)	Nhiễm trùng hệ thần kinh trung ương
中枢神経障害 (チュウスウシンケイショウガイ)	Rối loạn thần kinh trung ương
中毒性精神病 (チュウドクセイセイシンビョウ)	Rối loạn tâm thần nhiễm độc
聴神経腫瘍 (チョウシンケイシュヨウ)	U dây thần kinh thính giác
転移性脳腫瘍 (テンイセイノウシュヨウ)	khối u não di căn
転移性脳腫瘍 (テンイセイノウシュヨウ)	U não di căn
頭蓋内圧 (トウガイナイアツ)	Áp lực nội sọ
糖尿病性神経障害 (トウニョウビョウセイシンケイショウガイ)	Rối loạn thần kinh tiểu đường
糖尿病末梢神経障害 (トウニョウビョウマッショウシンケイショウガイ)	Rối loạn hệ thần kinh ngoại biên từ bệnh tiểu đường
糖尿病性神経障害 (トウニョウビョウセイシンケイショウガイ)	Rối loạn thần kinh do bệnh tiểu đường gây ra
認知機能 (ニンチキノウ)	Chức năng nhận thức
認知症 (ニンチショウ)	Hội chứng suy giảm trí nhớ
認知症疾患 (ニンチショウシッカン)	Bệnh sa sút trí tuệ
認知症の人の睡眠障害 (ニンチショウのヒトのスイミンショウガイ)	Rối loạn giấc ngủ của người bệnh mất trí nhớ
脳機能障害 (ノウキノウショウガイ)	Rối loạn chức năng của não bộ
脳梗塞 (ノウコウソク)	Nhồi máu não
脳腫瘍 (ノウシュヨウ)	U não

脳 神経 筋

脳卒中	Đột quỵ
脳卒中	Đứt mạch máu não
脳動静脈奇形	Dị dạng động tĩnh mạch não
脳動脈瘤	Não phình
脳内出血	Xuất huyết não
脳膿瘍	Áp xe não
脳ヘルニア	Thoát vị não
パーキンソン病	Bệnh Parkinson's
8番目の脳神経	Dây thần kinh sọ não số 8
ふらつきと失神	Đầu óc quay cuồng và ngất xỉu
ベル麻痺（原因が不明な特発性顔面神経麻痺）	Méo miệng
片頭痛	Đau nửa đầu
抹消神経炎	Viêm thần kinh ngoại biên
末梢神経障害	Rối loạn dây thần kinh ngoại biên
末梢神経障害	Thần kinh ngoại biên
慢性髄膜炎	Viêm màng não mãn tính
ミオクローヌス	Giật rung cơ
右片麻痺	Liệt nửa người bên phải
もやもや病	Bệnh Moyamoya- tắc huyết mạch não gây biến chứng tê liệt

内分泌 ビタミン 代謝異常

【内分泌系とビタミンの病気　Bệnh nội tiết, vitamin】

亜急性甲状腺炎 (アキュウセイコウジョウセンエン)	Viêm tuyến giáp ác tính
下垂体前葉ホルモン (カスイタイゼンヨウ)	Hóc môn thùy trước tuyến yên
ガストリン	Gastrin
甲状腺機能亢進症 (コウジョウセンキノウコウシンショウ)	Bệnh cường tuyến giáp
抗利尿ホルモン (コウリニョウ)	Hóc môn chống lợi tiểu
ステロイド	Steroid
性欲変化 (セイヨクヘンカ)	Thay đổi ham muốn tình dục
バセドウ病 (ビョウ)	Cường giáp tự miễn
慢性甲状腺炎（橋本病） (マンセイコウジョウセンエン)(ハシモトビョウ)	Viêm tuyến giáp mãn tính (bệnh Hashimoto)
むくみ	Phù nề
レニン	Chất renin

【代謝異常で起こる病気　Bệnh do bất thường trong trao đổi chất】

1型糖尿病 (ガタトウニョウビョウ)	Bệnh tiểu đường loại 1
代謝性アシドーシス (タイシャセイ)	Nhiễm a xít chuyển hóa
痛風 (ツウフウ)	Bệnh gút
糖尿病性昏睡 (トウニョウビョウセイコンスイ)	Hôn mê tiểu đường
2型糖尿病 (ガタトウニョウビョウ)	Tiểu đường tuýp 2
寝汗 (ネアセ)	Ra mồ hôi ban đêm
肥満（症） (ヒマン)(ショウ)	Bệnh béo phì

【血液・造血器の病気　Bệnh máu và chức năng tạo máu】

悪性貧血（アクセイヒンケツ）　Thiếu máu ác tính.

アルブミン　Albumin

陰性荷電（インセイカデン）　Điện tích âm

急性白血病（キュウセイハッケツビョウ）　Bệnh bạch cầu cấp tính

急性リンパ性白血病（キュウセイリンパセイハッケツビョウ）　Bạch cầu nguyên bào cấp tính

巨赤芽球（キョセキガキュウ）　Nguyên hồng cầu khổng lồ

巨赤芽球性貧血（キョセキガキュウセイヒンケツ）　Thiếu máu cầu khổng lồ

血液凝固（ケツエキギョウコ）　Đông máu

血液凝固因子（ケツエキギョウコインシ）　Yếu tố đông máu

血液疾患（ケツエキシッカン）　Các chứng bệnh về máu

血液腫瘍（ケツエキシュヨウ）　U máu

血友病（ケツユウビョウ）　Chứng dễ xuất huyết

高脂血症（コウシケツショウ）　Chứng tăng mỡ trong máu

高尿酸血症（痛風）（コウニョウサンケッショウ（ツウフウ））　Chứng tăng axit uric trong máu (bệnh gout)

骨髄炎（コツズイエン）　Nhiễm trùng xương tủy

骨髄腫細胞（コツズイシュサイボウ）　Tế bào u tủy

骨髄線維症（コツズイセンイショウ）　Tủy xương xơ hóa

骨髄無形成期（コツズイムケイセイキ）　Giai đoạn tủy bất sản

再生不良性貧血（サイセイフリョウセイヒンケツ）　Thiếu máu bất sản

血液 造血器

正常骨髄の回復	Phục hồi tủy xương bình thường
先天性の遺伝性球状赤血球症	Chứng thiếu máu bẩm sinh
線溶系	Tiêu sợi huyết
多血症	Đa hồng cầu
多発性骨髄腫	Nhiều u tủy
低血糖	Hạ đường huyết
低コレステロール血症	Cholesterol máu thấp
鉄欠乏性貧血	Thiếu máu do thiếu sắt
電解質異常	Điện giải bất thường
伝染性単核球症	Bạch cầu đơn nhiễm khuẩn
動脈血中の酸素不足	Thiếu oxy trong máu động mạch
白血病	Bệnh bạch cầu
白血病	Bệnh ung thư bạch cầu
白血病細胞	Tế bào bệnh bạch cầu
白血病細胞	Tế bào bệnh máu trắng
貧血	Thiếu máu
貧血症状	Chứng thiếu máu
ヘモグロビン	Huyết cầu tố
マクロファージ	Đại thực bào
慢性的な高血糖	Tăng đường huyết mãn tính
溶血性貧血	Thiếu máu huyết tán

【うつなど、心の病気 Bệnh tim, rối loạn tâm thần】

アルコール依存症（イゾンショウ）	Nghiện rượu
欝病・欝状態（ウツビョウ・ウツジョウタイ）	Bệnh trầm cảm
音韻障害（オンインショウガイ）	Rối loạn về ngữ âm
解離性健忘（カイリセイケンボウ）	Mất trí nhớ phân ly
過食症（カショクショウ）	Ăn quá mức độ
過食症（カショクショウ）	Chứng háu ăn
空の巣症候群（カラノスショウコウグン）	Hội chứng tổ rỗng
関係妄想（カンケイモウソウ）	Hoang tưởng liên hệ
気分障害（キブンショウガイ）	Rối loạn tâm trạng
急性ストレス障害（キュウセイストレスショウガイ）	Rối loạn tress cấp tính
強迫性障害（キョウハクセイショウガイ）	Rối loạn ám ảnh cưỡng chế
恐怖性障害（キョウフセイショウガイ）	Rối loạn sợ hãi
拒食症（摂食障害）（キョショクショウ（セッショクショウガイ））	Chứng chán ăn
倦怠感（ケンタイカン）	Cảm giác mệt mỏi
見当識障害（ケントウシキショウガイ）	Rối loạn định hướng
罪業妄想（ザイゴウモウソウ）	Hoang tưởng tự buộc tội
思考障害（シコウショウガイ）	Rối loạn suy nghĩ
思考奔逸（シコウホンイツ）	Phân tán tư tưởng
自殺行動（ジサツコウドウ）	Hành động tự tử

心の病気

自責的な発言（じせきてきなはつげん）	Câu nói tự buộc tội mình
失調症候群（しっちょうしょうこうぐん）	Hội chứng run
自閉症（じへいしょう）	Bệnh tự kỷ
術後嘔気嘔吐（じゅつごおうきおうと）	Buồn nôn sau phẫu thuật
術後せん妄（じゅつごせんもう）	Mê sảng sau phẫu thuật
情動不安（じょうどうふあん）	Bồn chồn
心気性神経症（しんきせいしんけいしょう）	Chứng loạn thần kinh
心気妄想（しんきもうそう）	Hoang tưởng nghi bệnh
神経性無食欲症（しんけいせいむしょくよくしょう）	Chán ăn tâm thần
心理的葛藤（しんりてきかっとう）	Xung đột tâm lý
精神疾患（せいしんしっかん）	Bệnh tâm thần
精神疾患の分類と診断（せいしんしっかんのぶんるいとしんだん）	Phân loại và chẩn đoán bệnh tâm thần
性的倒錯（せいてきとうさく）	Lệch lạc tình dục
性同一性障害（せいどういつせいしょうがい）	Rối loạn giới tính
摂食障害（せっしょくしょうがい）	Rối loạn ăn uống
摂食障害（せっしょくしょうがい）	Rối loạn ăn uống bừa bãi
全般性不安障害（ぜんぱんせいふあんしょうがい）	Rối loạn lo âu
双極性障害（躁うつ病）（そうきょくせいしょうがい（そううつびょう））	Rối loạn lưỡng cực
体感幻覚（たいかんげんかく）	Loạn cảm giác bản thân
多幸症（たこうしょう）	Hưng phấn
短期記憶障害（たんききおくしょうがい）	Rối loại trí nhớ trong một thời gian ngắn

心の病気

注察妄想	Hoang tưởng bị theo dõi
昼夜逆転	Ngược ngày đêm
強いストレス	Căng thẳng dữ dội
転換性障害	Rối loạn chuyển đổi
統合失調症	Bệnh tâm thần phân liệt
統合失調症	Bệnh tinh thần phân liệt
統合失調症	Tâm thần phân liệt
動揺	Răng lung lay
ナルコレプシー	Chứng ngủ rũ (buồn ngủ, hôn mê)
ノイローゼ	Rối loạn thần kinh
乗り物恐怖	Sợ phương tiện đi lại
パーソナリティ障害	Rối loạn nhân cách
パニック障害	Rối loạn lo sợ
パニック発作	Phát chứng rối loạn hoảng sợ
被害妄想	Hoang tưởng bị hại
ヒステリー	Kích động
悲嘆反応	Phản ứng đau khổ
不安神経症	Chứng rối loạn lo âu
不眠症	Bệnh mất ngủ
不眠症	Chứng mất ngủ

心の病気　アレルギー　膠原病

無為自閉（ムイジヘイ）	Chứng bệnh mất trí và tự kỷ
妄想気分（モウソウキブン）	Tâm trạng hoang tưởng
妄想気分（モウソウキブン）	Tâm trạng ảo tưởng
妄想性障害（モウソウセイショウガイ）	Rối loạn hoang tưởng
燃え尽き症候群（モエツキショウコウグン）	Hội chứng cháy sạch
抑うつ（ヨク）	Phiền muộn
リアリティショック	Cú sốc thực tế
【アレルギー疾患・膠原病など	Bệnh dị ứng, mô liên kết】
アナフィラキシーショック	Sốc phản vệ
アレルゲン	Chất gây dị ứng
過敏症（カビンショウ）	Quá mẫn
顔面蝶形紅斑（ガンメンチョウケイコウハン）	Ban đỏ hình cánh bướm trên mặt
薬に対するアレルギー（クスリ・タイ）	Dị ứng với thuốc
結合組織の自己免疫疾患（ケツゴウソシキ・ジコメンエキシッカン）	Bệnh tự miễn dịch của mô liên kết
口腔アレルギー症候群（コウクウ・ショウコウグン）	Hội chứng dị ứng miệng
膠原病（コウゲンビョウ）	Rối loạn mô liên kết
抗体を減少させる（コウタイ・ゲンショウ）	Làm giảm kháng thể
食物アレルギー（ショクモツ）	Dị ứng thực phẩm
全身性エリテマトーデス（ゼンシンセイ）	Lupus ban đỏ hệ thống
ベーチェット病（ビョウ）	Viêm mạch máu
免疫力が低下する（メンエキリョク・テイカ）	Suy giảm miễn dịch

【遺伝的要因による疾患　Bệnh gây ra bởi yếu tố di truyền】

遺伝子疾患	Rối loạn di truyền
遺伝性の遺伝病	Di truyền bệnh gen
遺伝病	Bệnh di truyền
染色体異常	Bất thường nhiễm sắc thể

【診察・治療　Chẩn đoán, trị liệu】

アドヒアランス	Tuân thủ đúng chỉ định thuốc
遺伝子治療	Liệu pháp gen
医療過誤	Sơ suất y tế, lỗi do y tế
医療看護者	Y tá y tế
インスリン強化療法	Liệu pháp tăng cường insulin
陰性転移	Chuyển dịch tiêu cực
インフォームドコンセント	Đồng ý cho xét nghiệm
運動の効果	Hiệu quả của việc vận động
エネルギー摂取制限	Hạn chế việc nạp năng lượng
炎症の治療	Điều trị viêm
横切開	Rạch ngang
悪心	Nôn ói
外来通院	Bệnh nhân ngoại trú
化学療法	Hóa trị liệu

診察 治療

かかりつけの医師（イシ）	Bác sỹ riêng, bác sỹ chăm sóc chính
下肢の筋力トレーニング（カシ・キンリョク）	Tập luyện cơ bắp chân
カテーテルを挿入する（ソウニュウ）	Đặt ống thông
看護診断（カンゴシンダン）	Chẩn đoán điều dưỡng
浣腸（カンチョウ）	Thụt tháo
灌流（カンリュウ）	Máu, dịch
既往歴（キオウレキ）	Bệnh sử
気管切開（キカンセッカイ）	Mở khí quản
起座位を保持する（キザイ・ホジ）	Duy trì tư thế ngồi
帰無仮説（キムカセツ）	Giả thuyết
脚開閉（キャクカイヘイ）	Mở và dạng chân
逆転移（ギャクテンイ）	Chuyển dịch ngược
仰臥位（ギョウガイ）	Nằm ngửa
胸式呼吸（キョウシキコキュウ）	Thở ngực
胸部の理学療法（キョウブ・リガクリョウホウ）	Vật lý trị niệu cho ngực
共鳴音（キョウメイオン）	Âm thanh cộng hưởng
病歴と診察（ビョウレキ・シンサツ）	Tiền sử bệnh và khám bệnh
経皮的冠状動脈形成術（PTCA）（ケイヒテキカンジョウドウミャクケイセイジュツ）	Phẫu thuật động mạch vành dưới da
血液透析（ケツエキトウセキ）	Chạy thận nhân tạo, thẩm tách máu
硬膜外麻酔（コウマクガイマスイ）	Gây mê ngoài màng cứng

診察 治療

硬膜外麻酔（コウマクガイマスイ）	Gây tê ngoài màng cứng
鼓音（コオン）	Tiếng trống
呼吸制御（コキュウセイギョ）	Kiểm soát hơi thở
呼吸抑制を助ける（コキュウヨクセイをタスける）	Chóng suy hô hấp
骨粗鬆症外来治療（コツソショウショウガイライチリョウ）	Điều trị ngoại trú loãng xương
作業療法（OT）（サギョウリョウホウ）	Lao động trị liệu
酸素吸入（サンソキュウニュウ）	Thở dưỡng khí, thở ô xy
酸素療法（サンソリョウホウ）	Điều trị bằng ô xy
止血（シケツ）	Cầm máu
自己回復（ジコカイフク）	Sự phục hồi
自己注射（ジコチュウシャ）	Tự tiêm
事前指示書（アドバンス・ディレクティブ）（ジゼンシジショ）	Chỉ dẫn trước, giới thiệu trước cho người bệnh trước khi người đó rơi vào hôn mê hay mất trí
湿潤療法（シツジュンリョウホウ）	Điều trị không làm khô (vết bỏng)
ジャパン・コーマ・スケール（JCS）	Thang điểm hôn mê Nhật Bản (Japan Coma Scale-JCS)
縦切開（ジュウセッカイ）	Rạch dọc
終末期の治療選択肢（シュウマツキのチリョウセンタクシ）	Điều trị tự chọn khi hấp hối
植皮（ショクヒ）	Ghép da
人工呼吸（ジンコウコキュウ）	Hô hấp nhân tạo
人工骨頭置換術（ジンコウコットウチカンジュツ）	Nhân tạo đầu xương đùi
心臓マッサージ（シンゾウ）	Thao tác cấp cứu hồi sức tim phổi

診察 治療

身体診察（シンタイシンサツ）	Khám sức khỏe
診療記録（シンリョウキロク）（カルテ）	Hồ sơ y tế (bệnh án)
ストーマ	Lỗ thoát
生殖補助医療（セイショクホジョイリョウ）	Y học hỗ trợ sinh sản
脊髄くも膜下麻酔（セキズイクモマクカマスイ）	Gây mê cột sống dưới nhện
脊髄麻酔（セキズイマスイ）	Gây mê tủy sống
脊椎麻酔（セキツイマスイ）	Gây tê tủy sống
疝痛（センツウ）	Đau bụng
臓器灌流（ゾウキカンリュウ）	Dịch nội tạng
造血幹細胞移植療法（ゾウケツカンサイボウイショクリョウホウ）	Phương pháp điều trị cấy ghép tế bào gốc tạo máu
蘇生（ソセイ）	Hồi sức
蘇生処置拒否指示（ソセイショチキョヒシジ）（DNR指示（シジ））	Hướng dẫn từ chối điều trị hồi sức (trước khi người bệnh lâm nguy)
体重減少（タイジュウゲンショウ）	Sụt cân, giảm cân
妥当性チェック（ダトウセイ）	Kiểm tra tính hợp lệ
単回投与（タンカイトウヨ）	Cho liều duy nhất
茶褐色（チャカッショク）	Màu nâu
点滴治療（テンテキチリョウ）	Liệu pháp truyền dịch
透析（トウセキ）	Lọc máu
透析療法（トウセキリョウホウ）	Điều trị lọc máu
疼痛（トウツウ）	Đau

診察 治療

疼痛(トウツウ)	Đau đớn
頭部(トウブ)を低位(テイイ)に保(タモ)つ	Để đầu ở vị trí thấp
投薬計画(トウヤクケイカク)	Phác đồ điều trị
投薬量(トウヤクリョウ)	Dạng bào chế
投与間隔(トウヨカンカク)	Khoảng thời gian dùng thuốc
投与期間(トウヨキカン)	Thời gian dùng thuốc
内視鏡(ナイシキョウ)による手術療法(シュジュツリョウホウ)	Liệu pháp phẫu thuật nội soi
内服(ナイフク)	Uống thuốc
熱放散(ネツホウサン)	Phát tán nhiệt
濃褐色(ノウカッショク)	Màu nâu sẫm
肺(ハイ)の病気(ビョウキ)の症状(ショウジョウ)	Triệu chứng của bệnh phổi
肺(ハイ)の病気(ビョウキ)の診断(シンダン)	Chẩn đoán bệnh phổi
肺(ハイ)のリハビリテーション	Phục hồi chức năng của phổi
反復投与(ハンプクトウヨ)	Dùng liên tục
ファウラー位(イ)にする	Tư thế Fowler
深(フカ)く押(オ)さえる	Ấn sâu xuống
腹式呼吸(フクシキコキュウ)の活用(カツヨウ)	Thở bụng
腹水貯留時(フクスイチョリュウジ)	Khi bị tích nước khoang bụng
腹水(フクスイ)の音(オト)を確認(カクニン)	Xác nhận âm thanh nước trong bụng
複数回投与(フクスウカイトウヨ)	Cho dùng thuốc nhiều liều
腹部診察法(フクブシンサツホウ)	Phương pháp sờ khám vùng bụng

診察 治療

腹部を強めに揺らす	Lắc mạnh bụng
腹壁切開	Rạch thành bụng
服薬指導	Hướng dẫn uống thuốc
服用量、投薬量	Liều lượng
併用療法	Điều trị phối hợp
ベット上安静	Nghỉ ngơi trên gường
縫合	Khâu vết thương
縫合不全	Rò rỉ vết khâu
放射線療法	Bức xạ trị liệu
放射線療法	Liệu pháp xạ trị
訪問看護	Điều dưỡng tận nhà
歩行練習	Tập luyện đi bộ
ボコボコという音	Âm thanh tiếng bokoboko
ホスピスケア	Chăm sóc cho người nhà có người hấp hối để giảm nhẹ nỗi đau
マックバーニー点	Điểm McBurney
薬物中断	Ngừng uống thuốc
薬物治療のアドヒアランス（指示の順守）	Tuân thủ theo đúng hướng dẫn sử dụng thuốc trước khi dùng
薬物治療モニタリング	Giám sát điều trị thuốc
薬物療法	Điều trị bằng thuốc

診察 治療 検査

薬歴(ヤクレキ)	Lịch sử thuốc
輸液(ユエキ)	Truyền dịch
輸血(ユケツ)	Truyền máu
陽性転移(ヨウセイテンイ)	Chuyển dịch tích cực
良(ヨ)く響(ヒビ)く音(オト)	Âm thanh vọng
ランツ圧痛点(アッツウテン)	Điểm Lanz
理学療法(リガクリョウホウ)（PT）	Vật lý trị liệu
リハビリテーション	Phục hồi chức năng

【検査　Kiểm tra】

胃透視検査(イトウシケンサ)	Kiểm tra huỳnh quang dạ dày
X線(セン)を使用(シヨウ)して胃(イ)や大腸(ダイチョウ)の検査(ケンサ)を行(オコナ)う装置(ソウチ)	Thiết bị đo dạ dày và ruột già bằng X quang
カテーテル検査(ケンサ)	Kiểm tra katheter
冠状動脈撮影(カンジョウドウミャクサツエイ)	Chụp động mạch vành
冠動脈(カンドウミャク)のスクリーニング	Chiếu động mạch vành
クレアチニンクリアランス	Độ thanh thải creatinine
経皮的動脈血酸素飽和度(ケイヒテキドウミャクケツサンソホウワド)	Độ bão hoà oxy trong máu
血中濃度(ケッチュウノウド)	Nồng độ trong máu
骨塩量(コツエンリョウ)	Lượng muối khoáng trong xương
骨密度(コツミツド)	Mật độ xương
酸素消費量(サンソショウヒリョウ)	Lượng oxy tiêu thụ

検査

循環血漿量（ジュンカンケッショウリョウ）	Lượng huyết tương tuần hoàn
循環血液量（ジュンカンケツエキリョウ）	Lượng máu tuần hoàn
心機能解析（シンキノウカイセキ）	Phân tích chức năng tim
腎血流量（ジンケツリュウリョウ）	Lượng máu qua thận
心臓のVR画像/CPR画像（シンゾウのガゾウ/ガゾウ）	Hình ảnh VR tim, CPR tim
心拍出量（シンパクシュツリョウ）	Cung lượng tim
心拍出量（シンパクシュツリョウ）	Cung lượng tim mạch
心拍数（脈拍数）（シンパクスウ（ミャクハクスウ））	Nhịp tim (nhịp mạch)
水溶性薬物の血漿濃度（スイヨウセイヤクブツのケッショウノウド）	Nồng độ huyết tương trong nước tăng
赤血球数（RBC）（セッケッキュウスウ）	Hồng cầu
全身骨シンチグラフィー（ゼンシンコツ）	Chụp phim toàn bộ xương cơ thể
装着時（ソウチャクジ）	Khi đeo vào
組織や水で詰まっている（ソシキやミズでツまっている）	Có sự tắc của nước và tổ chức
大腿骨の骨密度（ダイタイコツのコツミツド）	Mật độ của xương đùi
体内総水分量（タイナイソウスイブンリョウ）	Lượng nước trong cơ thể
濁音（ダクオン）	Có âm thanh
着床前診断（チャクショウマエシンダン）	Chẩn đoán tiền cấy
注腸検査（チュウチョウケンサ）	Bơm vào ruột để kiểm tra
動脈血酸素分圧（ドウミャクケツサンソブンアツ）	Áp suất riêng phần của oxy trong máu động mạch.
動脈血酸素飽和度（ドウミャクケツサンホウワド）	Độ bão hòa oxy máu động mạch

内視鏡検査(ナイシキョウケンサ)	Nội soi
内視鏡検査(ナイシキョウケンサ)を実施(ジッシ)する	Tiến hành nội soi
乳幼児健診(ニュウヨウジケンシン)	Khám trẻ sơ sinh
尿検査(ニョウケンサ)	Xét nghiệm nước tiểu
脳血流量(ノウケツリュウリョウ)	Lưu lượng máu não
脳脊髄液採取(ノウセキズイエキサイシュ)	Lấy dịch não tủy
肺(ハイ)の病気(ビョウキ)の検査(ケンサ)	Khám bệnh phổi
被験者識別(ヒケンシャシキベツ)コード	Mã nhận dạng đối tượng
病気(ビョウキ)の調査(チョウサ)	Điều tra bệnh
VSRAD（早期(ソウキ)アルツハイマー型認知症検査(ガタニンチショウケンサ)）	Kiểm tra hội chứng mất trí nhớ sớm
VSRADによる解析情報(カイセキジョウホウ)	Thông tin phân tích dựa theo VSRAD
骨(ホネ)のX線検査(センケンサ)	Chụp X quang xương
羊水検査(ヨウスイケンサ)	Xét nghiệm nước ối
ランダム・サンプリング、無作為抽出(ムサクイチュウシュツ)	Lấy mẫu ngẫu nhiên

【体の部位　Bộ phận của cơ thể】

アブミ骨(コツ)	Xương bàn đạp
胃(イ)	Dạ dày
胃(イ)と腸管(チョウカン)	Dạ dày và ruột
陰茎(インケイ)	Dương vật

体の部位

咽頭（イントウ）	Hầu họng
陰嚢（インノウ）	Bìu
永久歯（エイキュウシ）（大人の歯（オトナのハ））	Răng vĩnh viễn
延髄（エンズイ）	Tủy
横隔膜（オウカクマク）	Màng cơ hoành
横行結腸（オウコウケッチョウ）	Kết tràng ngang
外耳（ガイジ）	Tai ngoài
外耳道（ガイジドウ）	Ống tai
下顎（カガク）	Hàm dưới
下顎骨（カガクコツ）	Xương hàm dưới
蝸牛（カギュウ）	Ốc tai
蝸牛神経（カギュウシンケイ）	Dây thần kinh ốc gai
角膜（カクマク）	Giác mạc
下行結腸（カコウケッチョウ）	Kết tràng xuống
下肢の骨（カシのホネ）	Xương cẳng chân
下垂体（カスイタイ）	Tuyến yên
下腹部（カフクブ）	Vùng bụng dưới
感覚器官（カンカクキカン）	Cơ quan cảm giác
感覚神経（カンカクシンケイ）	Thần kinh cảm giác
冠状動脈（カンジョウドウミャク）	Động mạch vành

体の部位

関節 (カンセツ)	Khớp
汗腺 (カンセン)	Tuyến mồ hôi
肝臓 (カンゾウ)	Gan
器官系 (キカンケイ)	Hệ thống cơ quan
亀頭 (キトウ)	Bao quy đầu
キヌタ骨 (コツ)	Xương đe
胸腔 (キョウクウ)	Khoang ngực
頬骨 (キョウコツ)	Xương gò má
胸骨 (キョウコツ)	Xương ức
胸腺組織 (キョウセンソシキ)	Tổ chức của tuyến ức
胸椎 (キョウツイ)	Xương ngực
筋骨格系 (キンコッカクケイ)	Hệ thống cơ xương
筋肉 (キンニク)	Bắp thịt
頚顎部 (ケイガクブ)	Cằm cổ
血管系 (ケッカンケイ)	Hệ thống mạch máu
結膜 (ケツマク)	Kết mạc
肩甲骨 (ケンコウコツ)	Xương bả vai
口蓋 (コウガイ)	Vòm miệng
口腔 (コウクウ)	Vòm miệng
後頭骨 (コウトウコツ)	Xương chẩm
硬膜 (コウマク)	Củng mạc, màng cứng

体の部位

肛門（コウモン）	Hậu môn
呼吸器系（コキュウキケイ）	Hệ hô hấp
鼓室（コシツ）	Khoang màng nhĩ
骨格筋（コッカクキン）	Cơ xương
骨髄（コツズイ）	Tủy xương
骨膜下（コツマクカ）	Dưới màng xương
鼓膜（コマク）	Màng nhĩ
細動脈（サイドウミャク）	Tiểu động mạch
臍部（サイブ）	Vùng rốn
鎖骨（サコツ）	Xương đòn
坐骨（ザコツ）	Hông
左右両方の足背動脈（サユウリョウホウのソクハイドウミャク）	Cả 2 bên phải trái của động mạch mu chân
三角骨（サンカクコツ）	Xương hình tam giác
耳介（ジカイ）	Vành tai
耳下腺（ジカセン）	Tuyến mang tai
子宮頸（シキュウケイ）	Cổ tử cung
子宮頸最大開口部（シキュウケイサイダイカイコウブ）	Cổ tử cung mở tối đa
子宮体（シキュウタイ）	Tử cung
子宮底臍高（シキュウテイサイコウ）	Đáy tử cung cao
刺激伝導系（シゲキデンドウケイ）	Hệ truyền dẫn kích thích
視床下部（シショウカブ）	Vùng dưới đồi

体の部位

視神経(シシンケイ)	Thần kinh thị giác
耳石系(ジセキケイ)	Hệ thống sỏi tai
舌の表面(シタのヒョウメン)	Bề mặt của lưỡi
膝蓋骨(シツガイコツ)	Xương bánh chè
膝関節(シツカンセツ)	Khớp gối
歯肉(シニク)	Lợi răng
十二指腸(ジュウニシチョウ)	Hành tá tràng
手根骨(シュコンコツ)	Xương cổ tay
消化器(ショウカキ)	Cơ quan tiêu hóa
上顎(ジョウガク)	Hàm trên
上顎骨(ジョウガクコツ)	Xương hàm trên
上行結腸(ジョウコウケッチョウ)	Kết tràng lên
硝子体(ショウシタイ)	Thủy tinh thể
小腸(ショウチョウ)	Ruột non
上腕(ジョウワン)	Cánh tay
上腕骨(ジョウワンコツ)	Xương cánh tay
女性会陰の筋肉(ジョセイエインのキンニク)	Tầng sinh môn nữ
自律神経(ジリツシンケイ)	Thần kinh tự lập
自律神経系(ジリツシンケイケイ)	Hệ thần kinh tự trị
心窩部(シンカブ)	Vùng thượng vị
腎臓(ジンゾウ)	Thận

体の部位

靭帯 (ジンタイ)	Dây chằng (của xương khớp)
心ブロック (シン)	Khối tim
水晶体 (スイショウタイ)	Tinh thể
膵臓 (スイゾウ)	Tụy tạng
精管 (セイカン)	Ống dẫn tinh
精嚢 (セイノウ)	Túi tinh
脊髄 (セキズイ)	Tủy sống
仙椎 (センツイ)	Xương cùng
前頭骨 (ゼントウコツ)	Xương trán
前立腺 (ゼンリツセン)	Tiền liệt tuyến
前腕 (ゼンワン)	Cẳng tay
前腕骨 (ゼンワンコツ)	Xương cẳng tay
臓器 (ゾウキ)	Nội tạng
側頭骨 (ソクトウコツ)	Xương thái dương
足背動脈 (ソクハイドウミャク)	Động mạch mu chân
足根骨 (ソッコンコツ)	Cổ chân
第三大臼歯 (智歯/親知らず) (ダイサンダイキュウシ チシ オヤシ)	Răng hàm thứ 3 (răng trí tuệ, răng khôn)
第一小臼歯 (ダイイチショウキュウシ)	Răng hàm đầu tiên
第10脳神経 (ダイジュウノウシンケイ)	Dây thần kinh sọ số 10
大腿骨 (ダイタイコツ)	Xương đùi
大腿動脈 (ダイタイドウミャク)	Động mạch đùi

大唾液腺 （ダイダエキセン）	Tuyến nước bọt lớn
第二乳臼歯 （ダイニニュウキュウシ）	Răng hàm thứ 2
胎盤 （タイバン）	Rau thai, rau thai
唾液腺 （ダエキセン）	Tuyến nước bọt
ダグラス窩 （カ）	Túi cùng
男性会陰の筋肉 （ダンセイエイン の キンニク）	Tầng sinh môn nam
胆嚢 （タンノウ）	Túi mật
胆嚢と胆管 （タンノウ と タンカン）	Túi mật và đường mật
恥骨 （チコツ）	Xương mu, xương vệ
恥骨結節 （チコツケッセツ）	Đường mu
膣 （チツ）	Âm hộ
乳房 （チブサ）	Vú
中耳 （チュウジ）	Tai giữa
中耳の粘膜 （チュウジ の ネンマク）	Niêm mạc tai giữa
中心窩 （チュウシンカ）	Hố mắt
中枢神経系 （チュウスウシンケイケイ）	Hệ thần kinh trung ương
蝶形骨 （チョウケイコツ）	Xương bướm
腸骨 （チョウコツ）	Xương hông
聴神経 （チョウシンケイ）	Dây thần kinh thính giác
直腸 （チョクチョウ）	Trực tràng
ツチ骨 （コツ）	Xương búa

体の部位

胴（ドウ）	Eo, bụng
頭頂骨（トウチョウコツ）	Xương đỉnh
軟骨（ナンコツ）	Sụn
乳犬歯（ニュウケンシ）	Răng nanh sữa
尿管（ニョウカン）	Niệu quản
尿道（ニョウドウ）	Niệu đạo
脳下垂体前葉（ノウカスイタイゼンヨウ）	Thùy trước của tuyến yên
脳幹（ノウカン）	Thân não
脳神経（ノウシンケイ）	Dây thần kinh sọ não
脳脊髄（ノウセキズイ）	Não tủy
喉（ノド）と食道（ショクドウ）	Họng và thực quản
肺（ハイ）	Phổi
肺胞（ハイホウ）	Phế nang
歯茎（ハグキ）	Chân răng
鼻腔（ビクウ）	Khoang mũi
鼻骨（ビコツ）	Xương mũi
膝小僧（ヒザコゾウ）	Đầu gối
脾臓（ヒゾウ）	Lá lách
左下腹部（ヒダリカフクブ）	Phần bụng trái dưới
左下腹部（ヒダリカフクブ）	Vùng bụng trái dưới
左季肋部（ヒダリキロクブ）	Vùng hạ sườn trái

左肩甲部（ヒダリケンコウブ）	Vùng vai trái
左鼓膜（ヒダリコマク）	Mành nhĩ trái
左上腸骨棘（ヒダリジョウチョウコツキョク）	Mào chậu trái trên
左上腹部（ヒダリジョウフクブ）	Phần bụng trái trên
左上腹部（ヒダリジョウフクブ）	Vùng bụng trái trên
左側腹部（ヒダリソクフクブ）	Vùng bụng trái
左腸骨窩部（ヒダリチョウコツカブ）	Vùng hố chậu trái
尾椎（ビツイ）	Đuôi đốt sống
皮膚組織（ヒフソシキ）	Mô da
副腎（フクジン）	Tuyến thượng thận
副腎皮質（フクジンヒシツ）	Vỏ thượng thận
腹部全体（フクブゼンタイ）	Toàn thể phần bụng
腹部大動脈（フクブダイドウミャク）	Động mạch chủ bụng
腹壁（フクヘキ）	Ổ bụng, thành bụng
ふくらはぎ	Bắp chân
平滑筋（ヘイカツキン）	Cơ trơn (cơ tạng)
臍（ヘソ）	Rốn
膀胱（ボウコウ）	Bàng quang
末梢神経（マッショウシンケイ）	Thần kinh ngoại vi
右下腹部（ミギカフクブ）	Vùng bụng phải dưới
右季肋部（ミギキロクブ）	Vùng hạ sườn phải

体の部位

右鼓膜（ミギコマク）	Màng nhĩ phải
右上前腸骨棘（ミギジョウゼンチョウコツキョク）	Mào chậu phải trên
右上腹部（ミギジョウフクブ）	Phần bụng phải trên
右上腹部（ミギジョウフクブ）	Vùng bụng phải trên
右側腹部（ミギソクフクブ）	Vùng bụng phải
右腸骨窩部（ミギチョウコツカブ）	Vùng hố chậu phải
脈絡膜（ミャクラクマク）	Màng mạch
向こう脛（ムコウズネ）	Ống quyển
免疫系（メンエキケイ）	Hệ miễn dịch
毛細血管（モウサイケッカン）	Mao mạch
網膜（モウマク）	Võng mạc
毛様体（モウヨウタイ）	Mi
腿（モモ）	Đùi
有鈎骨（ユウコウコツ）	Xương móc
幼児の歯（ヨウジノハ）	Răng sữa
羊水（ヨウスイ）	Nước ối
腰椎（ヨウツイ）	Xương cột sống thắt lưng
卵管（ランカン）	Vòi trứng
卵巣（ランソウ）	Buồng trứng
リンパ節（リンパセツ）	Hạch bạch huyết

リンパ組織(ソシキ)	Mô bạch huyết
肋骨(ロッコツ)	Xương sườn

【医薬品　Thuốc】

アミノグリコシド系抗生物質(ケイコウセイブッシツ)	Kháng sinh aminoglycoside
アンフェタミン系製剤(ケイセイザイ)	Thuốc hệ Amphetamine
X線造影剤(センゾウエイザイ)	Chất tương phản bức xạ
塩素中毒治療剤(エンソチュウドクチリョウザイ)	Thuốc điều trị ngộ độc clo
オキシドール	Ô xy già
蚊取線香(カトリセンコウ)	Nhang muỗi
浣腸剤(カンチョウザイ)	Thuốc thụt tháo
癌治療剤(ガンチリョウザイ)	Thuốc điều trị ung thư
矯臭剤(キョウシュウザイ)	Chất gia vị
矯味剤(キョウミザイ)	Chất hương liệu
局所麻酔剤(キョクショマスイザイ)	Thuốc gây tê tại chỗ
薬の基礎知識(クスリ キソチシキ)	Kiến thức cơ bản về thuốc
薬の吸収(クスリ キュウシュウ)	Sự hấp thu thuốc
薬の相互作用(クスリ ソウゴサヨウ)	Sự tương tác của thuốc
薬の代謝(クスリ タイシャ)	Sự chuyển hóa của thuốc
薬の耐性(クスリ タイセイ)	Sự kháng thuốc
薬の投与法(クスリ トウヨホウ)	Phương pháp quản lý thuốc

医薬品

薬の排泄	Sự bài tiết của thuốc
薬の便益とリスク	Lợi ích và nguy cơ của thuốc
薬の有害反応	Phản ứng có hại của thuốc
薬の有害反応の重症度	Mức độ nghiêm trọng của phản ứng có hại của thuốc
薬の有効性と安全性	Hiệu quả và an toàn của thuốc
駆虫剤	Thuốc trừ giun sán
燻蒸剤	Thuốc xông khói
経口血糖降下薬	Thuốc uống giảm đường huyết
血圧降下剤	Thuốc hạ huyết áp
血液凝固阻止剤	Thuốc chống đông máu
解熱鎮痛剤	Thuốc giảm đau hạ sốt
抗癌剤	Thuốc chống ung thư
抗菌素血清類	Huyết thanh kháng khuẩn
抗結核剤	Thuốc kháng lao hạch
合成麻薬	Ma túy tổng hợp
口中清潔剤	Thuốc làm sạch miệng
口中清涼剤	Thuốc làm mát miệng
抗癲癇薬	Thuốc chống động kinh
抗ヒスタミン剤	Thuốc kháng Histamin
興奮剤	Thuốc gây hưng phấn kích thích

医薬品

骨格筋を弛緩させる薬	Thuốc làm dãn cơ xương
催吐剤	Thuốc làm ói ra
催眠鎮静剤	Thuốc an thần thôi miên
殺菌剤	Thuốc diệt nấm
殺真菌剤	Thuốc trừ ký sinh trùng
殺鼠剤	Thuốc diệt chuột
殺虫剤	Thuốc trừ sâu
座薬	Thuốc đặt hậu môn
子宮収縮抑制剤	Thuốc giảm co thắt tử cung
消炎剤	Thuốc chống viêm
生薬	Thảo dược
膵臓ホルモン剤	Hóc môn tuyến tụy
睡眠導入薬	Thuốc ngủ
せき止めあめ	Kẹo ngậm chống ho
セフェム系抗生物質	Kháng sinh Cephem
全身麻酔剤	Thuốc gây mê toàn thân
造影剤（バリウム）	Chất tương phản
体外診断薬	Thuốc dùng để chẩn đoán trong ống nghiệm
治験薬	Loại thuốc mới điều tra nghiên cứu
着色剤	Chất tạo màu
鎮痙剤	Thuốc chống co thắt

医薬品

鎮痛剤	Thuốc giảm đau
鎮吐剤	Thuốc chống nôn
テトラサイクリン系抗生物質	Kháng sinh tetracycline
点鼻薬	Thuốc nhỏ mũi
動物用医薬品	Thuốc thú y
ドラッグデザイン	Tạo mẫu thuốc
頓服薬	Thuốc uống giảm đau
ニューキノロン系抗菌剤	Kháng sinh mới quinolone
熱射病治療剤	Thuốc điều trị đột quỵ nhiệt
ひ素中毒治療剤	Thuốc điều trị ngộ độc asen
不整脈治療剤	Thuốc chống loạn nhịp
プラセボ	Hiệu ứng giả dược
ペニシリン系抗生物質	Kháng sinh Peniciclin
放射線病治療剤	Thuốc trị liệu bệnh bằng xạ quang
包帯	Băng bó
防腐剤	Chất bảo quản
ホスホマイシン系抗生物質	Kháng sinh Fosfomycin
保存剤	Thuốc bảo quản
ポリオワクチン	Vắc xin bại liệt
マクロライド系抗生物	Kháng sinh macrolide

メタンフェタミン	Ma túy đá
薬物代謝(ヤクブツタイシャ)	Tốc độ chuyển hóa thuốc
薬物の血中濃度の半減期(ヤクブツノケッチュウノウドノハンゲンキ)	Thời gian bán thải của thuốc trong máu
薬用酒(ヤクヨウシュ)	Rượu thuốc
薬力学(ヤクリキガク)	Dược học
ヨードチンキ	Cồn
利尿剤(リニョウザイ)	Thuốc lợi tiểu
硫酸モルヒネ(リュウサンモルヒネ)	Morphine sulfate
尿路消毒剤(ニョウロショウドクザイ)	Thuốc khử trùng đường tiết niệu

【医療用機器　Trang thiết bị y tế】

アリス鉗子(カンシ)	Kẹp da
医療用放射線用機械および装置(イリョウヨウホウシャセンヨウキカイおよびソウチ)	Máy móc thiết bị phóng xạ trong y tế
AED(自動体外式除細動器)(ジドウタイガイシキジョサイドウキ)	AED(Máy khử rung tim ngoài tự động)
汚水トレイ(オスイトレイ)	Khay nước thải
ガーゼ	Miếng gạc
開創器(カイソウキ)	Dao mổ
カテーテル	Ống thông
鉗子(カンシ)	Kẹp gắp
ギプス	Thạch cao
骨密度を測定する装置(コツミツドをソクテイするソウチ)	Thiết bị đo mật độ xương

医療用機器

産婦人科検診台 (サンフジンカケンシンダイ)	Bàn nằm thăm khám phụ khoa
磁気を利用した画像診断装置 (ジキ リヨウ ガゾウシンダンソウチ)	Thiết bị chẩn đoán hình ảnh bằng cách sử dụng từ tính
持針器 (ジシンキ)	Kẹp kim khâu
心臓ペースメーカー (シンゾウ)	Máy tạo nhịp tim
背もたれ昇降 (セ ショウコウ)	Tựa lưng nâng
全身の癌を発見する装置 (ゼンシン ガン ハッケン ソウチ)	Thiết bị dùng để phát hiện ung thư toàn thân
剪刀 (セントウ)	Kéo
乳房のX線撮影装置 (チブサ センサツエイソウチ)	Thiết bị máy chụp X quang vú (MMG)
超音波を利用した画像診断装置 (チョウオンパ リヨウ ガゾウシンダンソウチ)	Thiết bị chẩn đoán hình ảnh bằng cách siêu âm
聴診器 (チョウシンキ)	Ống nghe
デジタル方式のX線テレビ装置 (ホウシキ セン ソウチ)	Thiết bị truyền hình X quang kỹ thuật số
電動式汚水トレイ (デンドウシキオスイ)	Khay nước thải cơ giới
電動セレクト開脚 (デンドウ カイキャク)	Điện chọn vị trí chân
パウチ	Hậu môn nhân tạo
パルスオキシメータ	Thiết bị đo ô xy
鼻咽腔内視鏡 (ビインクウナイシキョウ)	Nội soi mũi họng
ピンセット	Chiếc kẹp bông
分娩台 (ブンベンダイ)	Bàn đẻ
ペースメーカ部機能不全 (ブキノウフゼン)	Rối loạn chức năng phần máy tạo nhịp tim
ポータブルトイレ	Bô (đi vệ sinh)
マチュー持針器 (ジシンキ)	Kẹp kim khâu

【医療施設　Thiết bị y tế】

一般病院 (イッパンビョウイン)	Bệnh viện đa khoa
感染症病院 (カンセンショウビョウイン)	Bệnh viện các bệnh truyền nhiễm
緩和ケア病棟 (カンワケアビョウトウ)	Giường bệnh chăm sóc giảm nhẹ đau đớn cho bệnh nhân
救急指定病院 (キュウキュウシテイビョウイン)	Bệnh viện được chỉ định cấp cứu
救急病院 (キュウキュウビョウイン)	Bệnh viện cấp cứu
救命救急センター (キュウメイキュウキュウセンター)	Trung tâm chăm sóc đặc biệt
結核療養所 (ケッカクリョウヨウジョ)	Bệnh viện điều trị lao
国立高度専門医療センター (コクリツコウドセンモンイリョウセンター)	Trung tâm y tế nhà nước cấp cao
国立病院・療養所 (コクリツビョウイン・リョウヨウジョ)	Bệnh viện, viện an dưỡng quốc gia
三次救急 (サンジキュウキュウ)	Cấp cứu khẩn cấp
障害者施設 (ショウガイシャシセツ)	Cơ sở khuyết tật
初期救急（一次救急） (ショキキュウキュウ（イチジキュウキュウ）)	Cấp cứu ban đầu
精神科病院 (セイシンカビョウイン)	Bệnh viện khoa tâm thần
精神科病院 (セイシンカビョウイン)	Bệnh viện tâm thần
精神病床 (セイシンビョウショウ)	Giường bệnh chăm sóc bệnh nhân mất trí nhớ
専門病院 (センモンビョウイン)	Bệnh viện chuyên khoa
総合病院 (ソウゴウビョウイン)	Bệnh viện đa khoa
大学病院 (ダイガクビョウイン)	Bệnh viện Đại học
地域医療支援病院 (チイキイリョウシエンビョウイン)	Bệnh viện hỗ trợ y tế địa phương

医療施設 診療科目

特定機能病院（トクテイキノウビョウイン）	Bệnh viện điều trị tiên tiến
二次救急（ニジキュウキュウ）	Cấp cứu thứ cấp
リウマチセンター	Trung tâm viêm khớp
療養型病床（リョウヨウガタビョウショウ）	Giường hồi sức
療養型病床群（リョウヨウガタビョウショウグン）	Bệnh viện điều dưỡng phục hồi chức năng
老人病院（ロウジンビョウイン）	Bệnh viện người cao tuổi

【診療科目　Khoa trị liệu】

一般外科（イッパンゲカ）	Phẫu thuật đại cương
眼科（ガンカ）	Nhãn khoa
肝胆膵・移植外科（カンタンスイ・イショクゲカ）	Khoa phẫu thuật ghép gan, mật, tuyến tụy
癌薬物治療科（ガンヤクブツチリョウカ）	Thuốc điều trị ung thư
形成外科（ケイセイゲカ）	Phẫu thuật chỉnh hình
血液・腫瘍内科（ケツエキ・シュヨウナイカ）	Nội khoa máu-ung bướu
口腔外科（コウクウゲカ）	Phẫu thuật khoang miệng
甲状腺外科（コウジョウセンゲカ）	Phẫu thuật tuyến giáp
呼吸器外科（コキュウキゲカ）	Phẫu thuật lồng ngực
呼吸器内科（コキュウキナイカ）	Khoa hô hấp
産婦人科（サンフジンカ）	Khoa sản phụ
歯科口腔外科（シカコウクウゲカ）	Nha khoa và Phẫu thuật trong miệng
耳鼻咽喉科（ジビインコウカ）	Khoa tai mũi họng

診療科目

循環器内科（ジュンカンキナイカ）	Nội khoa tim mạch
消化管外科（ショウカカンゲカ）	Khoa phẫu thuật đường tiêu hóa
消化器外科（ショウカキゲカ）	Phẫu thuật cơ quan tiêu hóa
消化器内科（ショウカキナイカ）	Nội khoa cơ quan tiêu hóa
小児科（ショウニカ）	Khoa nhi
小児外科（ショウニゲカ）	Khoa phẫu thuật nhi khoa
神経内科（シンケイナイカ）	Khoa thần kinh học
心臓血管外科（シンゾウケッカンゲカ）	Khoa phẫu thuật tim mạch
腎臓内科（ジンゾウナイカ）	Khoa Thận
心療内科（シンリョウナイカ）	Khoa y học tâm thần
スポーツ整形外科（セイケイゲカ）	Phẫu thuật chỉnh hình thể thao
整形外科（セイケイゲカ）	Chỉnh hình
整形外科（セイケイゲカ）	Khoa chỉnh hình
精神科（セイシンカ）	Tâm thần học
精神科神経科（セイシンカシンケイカ）	Khoa tâm thần- thần kinh học
脊髄外科（セキズイゲカ）	Phẫu thuật cột sống
大腸肛門外科（ダイチョウコウモンゲカ）	Phẫu thuật đại trực tràng
糖尿病・内分泌・栄養内科（トウニョウビョウ・ナイブンピ・エイヨウナイカ）	Nội khoa tiểu đường・Nội tiết và・Y học dinh dưỡng
乳腺外科（ニュウセンゲカ）	Phẫu thuật tuyến vú
乳腺外科（ニュウセンゲカ）	Phẫu thuật vú

診療科目 その他

脳神経外科 (ノウシンケイゲカ)	Phẫu thuật thần kinh não
泌尿器科 (ヒニョウキカ)	Khoa tiết niệu
皮膚科 (ヒフカ)	Khoa da liễu
病理診断科 (ビョウリシンダンカ)	Khoa chẩn đoán bệnh lý
放射線科 (ホウシャセンカ)	Khoa quang tuyến
放射線科 (ホウシャセンカ)	Khoa tia Xquang
麻酔科 (マスイカ)	Khoa gây mê
免疫・膠原病内科 (メンエキ・コウゲンビョウナイカ)	Khoa miễn dịch, rối loạn mô liên kết
リハビリテーション科 (カ)	Khoa phục hồi chức năng

【その他　Các bệnh khác】

圧迫症状 (アッパクショウジョウ)	Triệu chứng chèn ép
遺伝子の構成 (イデンシ コウセイ)	Cấu trúc của gen
転移性癌 (テンイセイガン)	Ung thư di căn
医療費の支払い (イリョウヒ シハライ)	Thanh toán chi phí y tế
栄養不足 (エイヨウブソク)	Nghèo dinh dưỡng, thiếu dinh dưỡng
栄養補助食品 (エイヨウホジョショクヒン)	Thực phẩm chức năng, thức ăn bổ sung
潰瘍 (カイヨウ)	Loét
ガウン	Áo choàng
核酸 (カクサン)	Axit nucleic
合併症 (ガッペイショウ)	Biến chứng

化膿（カノウ）	Sinh mủ
カリウムイオン	Ion kali
カルシウム欠乏（ケツボウ）	Thiếu hụt can xy
加齢が心臓と血管に及ぼす影響	Ảnh hưởng tới tim mạch do lão hóa
加齢による影響	Ảnh hưởng do lão hóa
加齢による肝臓への影響	Tác dụng trên gan do lão hóa
癌（ガン）	Ung thư
肝細胞（カンサイボウ）	Tế bào gan
患者のカルテ情報	Hồ sơ bệnh án của bệnh nhân
癌性腫瘍（ガンセイシュヨウ）	U ung thư
癌性疼痛をもつ患者	Bệnh nhân bị đau do ung thư
癌性疼痛	Đau do ung thư
含嗽（ガンソウ）	Súc miệng
奇形（キケイ）	Dị tật
空洞（クウドウ）	Khoang trống
薬の過剰摂取による毒性	Độc tính do sử dụng thuốc quá nhiều
形質細胞（ケイシツサイボウ）	Tế bào Plasma
血漿成分（ケッショウセイブン）	Thành phần huyết tương
血管内皮細胞（ケッカンナイヒサイボウ）	Tế bào nội mô mạch máu
月経周期（ゲッケイシュウキ）	Chu kỳ kinh nguyệt

その他

血小板 (ケッショウバン)	Tiểu cầu
血清カリウム (ケッセイ)	Kali huyết thanh
血清蛋白 (ケッセイタンパク)	Huyết thanh
血清タンパク (ケッセイ)	Protein huyết tương
血清ナトリウム (ケッセイ)	Natri huyết thanh
血清リン (ケッセイ)	Phốt pho huyết thanh
血中 (ケッチュウ)	Trong máu
好中球 (コウチュウキュウ)	Bạch cầu trung tính
鼓動 (コドウ)	Sự đập (của tim)
コラーゲン	Collagen
細胞質 (サイボウシツ)	Tế bào chất
産科医療補償制度 (サンカイリョウホショウセイド)	Chế độ bồi thường y tế sản khoa
三層構造 (サンソウコウゾウ)	Cấu trúc 3 lớp
酸素と二酸化炭素の交換 (サンソ・ニサンカタンソ・コウカン)	Trao đổi oxy và các bon
紫外線波長 (シガイセンハチョウ)	Tia ánh sáng tử ngoại, tia cực tím bước sóng
死期 (シキ)	Hấp hối
死期を迎える過程 (シキ・ムカ・カテイ)	Quá trình chào đón người hấp hối
自然治癒力 (シゼンチユリョク)	Chữa bệnh bằng sức mạnh tự nhiên
自然治癒 (シゼンチユ)	Chữa lành tự nhiên
疾病発生の外的要因 (シッペイハッセイ・ガイテキヨウイン)	Yếu tố bên ngoài làm phát sinh bệnh

疾病発生の物理的要因	Yếu tố vật lý làm phát sinh bệnh
疾病分類	Phân loại bệnh
死と終末期の受容	Chấp nhận cái chết và kỳ cuối của sự sống
死の前に行う選択	Lựa chọn thực hiện trước khi chết
脂肪のかたまり	U mỡ
脂肪分解	Chất béo phân giải
社会保険	Bảo hiểm xã hội
重篤な副作用	Tác dụng phụ nghiêm trọng
終末期	Thời kỳ cuối của sự sống
終末期の経済的問題	Các vấn đề mang tính tài chính khi hấp hối
終末期の法的または倫理的な課題	Các vấn đề pháp lý hay đạo đức trước khi hấp hối
出血傾向	Dễ chảy máu
出血症状	Triệu chứng chảy máu
腫瘍	Bứu, bướu, u
腫瘍	Sưng
腫瘍転移	Khối u di căn
障害程度区分認定	Đánh giá phân loại khuyết tật
消毒	Khử trùng
食物繊維不足	Thiếu chất sơ trong thức ăn
初乳	Sữa đầu

その他

初乳	Sữa non
人工栄養	Dinh dưỡng nhân tạo
人工多能性幹細胞	Tế bào gốc đa năng cảm ứng
浸潤する	Xâm nhập
新生児の沐浴	Tắm cho bé
身体活動の制限	Hạn chế của hoạt động thể chất
心房筋細胞	Tế bào cơ tâm nhĩ
素足	Chân đất
水素イオン	Ion hidro
精子の凍結保存	Bảo quản lạnh tinh trùng
精神賦括作用	Tác dụng kích thích tinh thần
精神保健活動	Hoạt động chăm sóc sức khỏe tinh thần
性的成熟	Trưởng thành giới tính
性と生殖に関する健康	Sức khỏe liên quan đến tình dục và sinh sản
成乳	Sữa mẹ
赤血球	Tế bào máu đỏ
赤血球膜	Màng hồng cầu
繊維芽細胞	Nguyên bào sợi
前傾姿勢	Trúi đầu về phía trước
穿孔	Đục lỗ

染色体（センショクタイ）	Nhiễm sắc thể
前庭神経（ゼンテイシンケイ）	Dây thần kinh tiền đình
象牙質（ゾウゲシツ）	Ngà răng
増殖する（ゾウショク）	Phát triển
体温の調節機構（タイオン／チョウセツキコウ）	Cơ chế điều hoà thân nhiệt
体温の調節中枢（タイオン／チョウセツチュウスウ）	Trung tâm điều hoà thân nhiệt
代謝（タイシャ）	Chuyển hóa
代理人による意思決定（ダイリニン／イシケッテイ）	Xác định ý thức của người đại diện
唾液（ダエキ）	Nước bọt
正しい運動を選ぶ（タダ／ウンドウ／エラ）	Chọn cách vận động đúng
脱水症（ダッスイショウ）	Chứng mất nước
治験ボランティア、被験者（チケン／ヒケンシャ）	Tình nguyện viên (đối với các thử nghiệm lâm sàng)
致死量（チシリョウ）	Liều lượng gây chết người
鎮痛作用（チンツウサヨウ）	Tác dụng giảm đau
転倒防止（テントウボウシ）	Phòng chống té ngã
頭頸部癌（トウケイブガン）	Ung thư đầu và cổ
毒素類（ドクソルイ）	Độc tố
特許権（トッキョケン）	Quyền sáng chế
特許による保護（トッキョ／ホゴ）	Bảo vệ bằng sáng chế
突然死（トツゼンシ）	Đột tử
ナトリウムイオン	Ion natri

その他

難病 (ナンビョウ)	Bệnh nan y
尿生成 (ニョウセイセイ)	Hình thành nước tiểu
尿素 (ニョウソ)	U rê
尿素窒素 (ニョウソチッソ)	Ni tơ u rê
粘液腫 (ネンエキシュ)	U niêm
胚移植 (ハイイショク)	Cấy phôi
背臥位 (ハイガイ)	Nằm sấp
胚細胞 (ハイサイボウ)	Tế bào phôi
胚性幹細胞 (ハイセイカンサイボウ)	Tế bào gốc
排泄機能 (ハイセツキノウ)	Chức năng bài tiết
胚提供 (ハイテイキョウ)	Cung cấp phôi
排便 (ハイベン)	Sự bài tiết
排卵 (ハイラン)	Rụng trứng
発癌性物質 (ハツガンセイブッシツ)	Chất gây ung thư
半透明 (ハントウメイ)	Bán minh bạch
万能細胞 (バンノウサイボウ)	Tế bào chủ
ヒトの体外受精 (タイガイジュセイ)	Thụ tinh trong ống nghiệm
ヒト胚 (ハイ)	Phôi người
病的な細胞 (ビョウテキなサイボウ)	Tế bào bệnh lý
疲労 (ヒロウ)	Mệt mỏi
風土病 (フウドビョウ)	Bệnh dịch

不快な味覚	Mùi vị khó chịu
不可視光線	Tia ánh sáng không nhìn thấy được
副腎皮質ホルモン	Hóc môn tuyến thượng thận
副腎皮質刺激ホルモン	Kích thích tố vỏ thượng thận
ブラ	Áo ngực
分泌	Bài tiết
自己防衛機制	Cơ chế tự vệ
防衛機制	Cơ chế bảo vệ
傍糸球体細胞	Tế bào cận tiểu cầu
訪問看護師	Y tá điều dưỡng tại nhà
母子手帳	Sổ theo dõi sức khỏe bà mẹ và trẻ em
母子同室	Mẹ ở chung phòng với em bé
哺乳類	Động vật có vú
ホメオスタシス（恒常性）	Nội môi
本体昇降範囲	Phạm vi nâng ở thân
耳の構造と機能	Cấu trúc và chức năng của tai
ミネラル成分	Nguyên tố vi lượng mineral
網状赤血球	Hồng cầu lưới
予期できない重篤な副作用	Tác dụng phụ nghiêm trọng mà không ngờ tới
予測できない副作用	Các tác dụng phụ không thể dự đoán
予防医療	Y tế dự phòng

その他

予防接種（ヨボウセッシュ）	Tiêm chủng
予防摂取（ヨボウセッシュ）	Tiêm chủng
良性腫瘍（リョウセイシュヨウ）	U lành tính
臨床有害事象（リンショウユウガイジショウ）	Biến chứng lâm sàng
倫理委員会（リンリイインカイ）	Ban tư vấn đạo đức y tế
倫理的問題（リンリテキモンダイ）	Vấn đề mang tính đạo đức
ワクチン接種（セッシュ）	Tiêm chủng vắc xin

編者紹介
　チャン・ティ・ヒエン（Tran Thi Hien）
　　1973年生まれ
　　大阪市在住
　学歴
　　1992年～1995年 Nam Dinh 医療高等専門学校　中退
　　1999年ハノイ外国語大学日本語学部卒業
　　2007年大阪外国語大学大学院言語社会専攻　通訳翻訳学
　　専修コース修了　修士号
　　2010 大阪大学大学院　言語文化研究科　博士後期課程
　　単位習得退学
　現職
　　通訳翻訳業
　　安南株式会社（An Nam Inc.）（2012年設立）代表取締役
　　　http://annam-vnbig.wix.com/annam-osaka
　　VNBIG設立（2015年5月）
　　　http://annam-vnbig.wix.com/vnbig
　業績
　　＊チャン ティ ヒエン著、大阪大学グローバルコラボレーションセンター監修（2008年）『ベトナム語司法通訳翻訳ハンドブック』大阪大学出版会
　　＊チャン ティ ヒエン著（2008年）「レベルの高さを要求される電話通訳」、津田守編著、日本通訳翻訳学会監修『法務通訳翻訳という仕事』大阪大学出版会
　　＊チャン ティ ヒエン訳（2008年）『日本国刑事訴訟法ベトナム語訳：仮訳』法務省法務総合研究所国際協力部発行
　　＊ブイ ティ タィン ハン著、チャン ティ ヒエン訳（2008年）「ベトナムにおける渉外婚姻関係に関する法」立命館大学法学会発行『立命館法学』第318号
　　＊チャン ティ ヒエン訳（2011年）『日本国刑法』Nhà xuất bản từ điển Bách Khoa Việt Nam 出版
　　＊チャン ティ ヒエン著（2012年）『日越司法用語集』Nhà xuất bản từ điển Bách Khoa Việt Nam 出版
　　＊ブイ ティ タィン ハン著、チャン ティ ヒエン訳（2012年）「ベトナムにおける家庭内暴力の現状と家庭内暴力防止法・ベトナムにおける両親の離婚後の子の権利保護について」立命館大学法学会発行『立命館法学』第341号
　　＊日越・越日対訳環境用語辞典　チャン ティ ヒエン著　（2014年2月25日発行）